**DIETA DE ACADEMIA**

# MICHAEL MATTHEWS

# DIETA DE ACADEMIA

## 120 RECEITAS PARA MALHAR, SECAR, DEFINIR

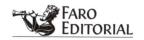

COPYRIGHT © FARO EDITORIAL, 2014

Authorized translation from the English language edition titled:
*Shredded Chef: 120 Recipes for Building Muscle by Mike Matthews*
Published by Oculus Publishers
Copyright © 2013 Oculus Publishers
Published by arrangement Agencia Riff Avenida Calógeras and The Cooke Agency International and Rick Broadhead & Associates.

Tradução autorizada a partir do original em língua inglesa da obra intitulada Shredded Chef: 120 Recipes for Building Muscle autoria de Mike Matthews.

Copyright © 2013 Oculus Publishers

Publicado com a permissão de Agência Riff e The Cooke Agency International e Rick Broadhead & Associates.

Todos os direitos reservados.
Nenhuma parte deste livro pode ser reproduzida sob quaisquer meios existentes sem autorização por escrito do editor.

Diretor editorial **PEDRO ALMEIDA**
Tradução **EDUARDO LEVY**
Preparação **MICHELLE STRZODA**
Revisão **MÔNICA VIEIRA / PROJECT NINE**
Revisão técnica **FLAVIO ANTUNES**
Capa e projeto gráfico **OSMANE GARCIA FILHO**
Imagens de capa © **FXQUADRO / ALEND / SHUTTERSTOCK**
Fotos internas © **EMILY HILLMAN**

Dados Internacionais de Catalogação na Publicação (CIP)
(Câmara Brasileira do Livro, SP, Brasil)

Matthews, Michael
    Dieta de academia : 120 receitas para malhar, secar, definir / Michael Matthews ; [tradução de Eduardo Levy]. — São Paulo : Faro Editorial, 2014.

    Título original: The shredded chef.
    ISBN 978-85-62409-14-1

    1. Condicionamento físico 2. Hábitos de saúde 3. Saúde – Aspectos nutricionais 4. Saúde – Promoção I. Título.

14-02012                                                              CDD-613.2

Índice para catálogo sistemático:
    1. Condicionamento físico : Promoção da saúde   613.2

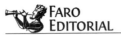

1ª edição brasileira: 2014
Direitos de edição em língua portuguesa, para o Brasil, adquiridos por **FARO EDITORIAL**

Alameda Madeira, 162 – Sala 1702
Alphaville – Barueri – SP – Brasil
CEP: 06454-010 – Tel.: +55 11 4196-6699
www.faroeditorial.com.br

# SUMÁRIO

**11** Ganhe músculos e perca gordura com comidas saborosas e nutritivas
*Seguir uma dieta, seja para ganhar massa ou para perder gordura, é MUITO mais agradável quando se pode saborear os alimentos.*

**13** O que torna a dieta de academia diferente?
*Este livro foi pensado para atender às necessidades nutricionais e dietéticas de quem treina.*

**15** Como se alimentar de modo correto sem ficar obsessivo com cada caloria
*É possível se sentir ótimo e ficar com ótima aparência sem ficar neurótico a cada refeição.*

**31** Vamos cozinhar
*Antes de ir para as receitas...*

**33** **Café da manhã**
*Quando acordamos, nosso corpo está faminto por nutrientes. Vamos alimentá-lo bem! Esta parte contém receitas de café da manhã para aumentar os músculos e para definir, e tem até muffins!*

**35** RECEITAS DE CAFÉ DA MANHÃ PARA GANHAR MASSA MUSCULAR
    **37** TORRADAS FRANCESAS PARA OS MÚSCULOS
    **38** BOLINHOS PROTEICOS DE BANANA E AVEIA
    **38** MINGAU DE MAÇÃ COM CANELA

| | | |
|---|---|---|
| | **39** | MINGAU DE MANTEIGA DE AMENDOIM FÁCIL E RÁPIDO |
| | **40** | MINGAU PROTEICO DE PASSAS |
| | **40** | PANQUECA PROTEICA DE BATATA-DOCE |
| | **42** | ENROLADINHO DE PÃO SÍRIO |
| | **43** | FRITADA DE BATATA-DOCE E LINGUIÇA |
| | **44** | OMELETE VEGETARIANA E BACON DE PEITO DE PERU |

**45** **RECEITAS DE CAFÉ DA MANHÃ PARA SECAR**

- **47** QUICHE DE ABOBRINHA
- **48** MEXIDO DE ESPINAFRE
- **48** FRITADA DE ABOBRINHA
- **49** OVOS MEXIDOS COM QUEIJO
- **50** OMELETE SABOROSA DE PEITO DE PERU E ESPINAFRE

**51** **Muffins de café da manhã**

- **53** MUFFIN PROTEICO DE NOZES E XAROPE DE BORDO
- **54** MUFFINS DE BATATA-DOCE
- **54** MUFFINS DE MORANGO
- **56** MUFFINS DE BANANA PARA OS MÚSCULOS

**57** **Frango e peito de peru**

*Nunca mais se chateie quando tiver de comer frango! Esta parte contém receitas com frango e peru para crescer e para definir, além de cinco marinados de dar água na boca!*

**59** **RECEITAS COM FRANGO E PERU PARA GANHAR MASSA MUSCULAR**

- **61** ROCAMBOLE DE FRANGO MEXICANO
- **62** GUISADO DE FRANGO
- **63** *FAJITAS* DE FRANGO
- **65** FRANGO AUSTRALIANO
- **67** PIZZA GREGA DE PÃO SÍRIO
- **68** *QUESADILLAS* DE QUEIJO SUPER-RECHEADAS

**69** **RECEITAS COM FRANGO E PERU PARA SECAR**

- **71** SANDUÍCHE SUPER-RÁPIDO DE SALADA E FRANGO
- **72** FRANGO COM ABACAXI
- **73** FRANGO GRELHADO
- **74** FRANGO AO MEL

**74** FRANGO GRELHADO COM GENGIBRE

**75** ALMÔNDEGAS PARA OS MÚSCULOS

**76** APERITIVO DE FRANGO

**76** FRANGO TAILANDÊS COM MANJERICÃO

**77** ESTROGONOFE DE FRANGO

**78** FRANGO INDIANO AO CURRY

**79** FRANGO ITALIANO SIMPLES

**80** REFOGADO DE FRANGO E LEGUMES

**81** CINCO DELICIOSAS MARINADAS DE FRANGO

**81** TERIYAKI

**82** ABACAXI

**82** VINHO E LIMÃO

**82** CARNE ASSADA

**82** LIMÃO COM PIMENTA JALAPENHO


## 83 Carne vermelha

*É difícil vencer a carne vermelha no quesito ganho de músculos, e nesta seção você vai aprender a fazer alguns pratos deliciosos! Há receitas para ganhar massa muscular e para definir a musculatura.*

**85 RECEITAS COM CARNE PARA GANHAR MASSA MUSCULAR**

**87** HAMBÚRGUER SABOROSO

**88** BIFE COREANO GRELHADO

**88** ROCAMBOLE DE CARNE MOLHADINHO

**89** TACOS DE BIFE MACIO

**90** YAKISOBA

**92** CHILI SUPERPICANTE

**94** ESTROGONOFE DE CARNE

**95 RECEITAS COM CARNE PARA SECAR**

**97** FILÉ AO MOLHO DE PERA

**98** FILÉ AO MOLHO TERIYAKI

**98** FILÉ PICANTE COM PIMENTA

**99** CONTRAFILÉ APIMENTADO

**101** FILÉ AO MOLHO GORGONZOLA COM CEBOLAS AO BALSÂMICO

**102** ESPETO DE FILÉ TAILANDÊS

**104** BIFE SALISBURY

**105 Carne de porco**

*O lombo é uma ótima fonte de proteína e pode ser preparado de várias formas!*

**107** COSTELETA PICANTE
**108** COSTELETA AO MOLHO DE MOSTARDA E AMEIXA
**108** COSTELETA À MILANESA
**110** LOMBINHO À ITALIANA
**110** COSTELETAS AO MOLHO DE TANGERINA
**112** BISTECA REFOGADA

**113 Peixes e frutos do mar**

*O peixe é uma das fontes de proteína mais saudáveis que existem e é perfeito para secar.*

**115** FILÉ DE SALMÃO AO MOLHO DE LIMÃO E ALECRIM
**116** FILÉ DE SALMÃO COM TOMATE SECO
**116** POSTA DE ATUM AO MOLHO DE WASABI
**117** FETTUCCINE DE VIEIRA CREMOSO
**118** FILÉ DE TILÁPIA COM NOZ-PECÃ
**119** HALIBUTE AO VINHO BRANCO E SHOYU
**120** PIMENTÕES RECHEADOS COM ATUM
**121** ATUM AO MOLHO PESTO
**122** CAMARÃO AO ALHO E LIMÃO
**124** HAMBÚRGUER DE SALMÃO
**124** CINCO RECEITAS RÁPIDAS E FÁCEIS COM ATUM EM LATA
**125** PÃO SÍRIO RECHEADO COM SALADA DE ATUM
**125** SANDUÍCHE DE ATUM
**126** SALADA DE ATUM
**126** TORRADA DE ATUM AO MOLHO PICO-DE-GALLO
**126** SALADA APIMENTADA DE ATUM

**127 Massas e cereais**

*Os cereais são uma excelente fonte de fibras e carboidratos de consumo lento.*

**129** PENNE COM FRANGO AO MOLHO PESTO
**130** FRANGO *À CACCIATORE*
**131** SALADA DE FARFALLE COM FRANGO
**132** LASANHA À BOLONHESA
**133** FETTUCCINE COM FRANGO E SHITAKE
**135** ESPAGUETE COM QUEIJO DE CABRA E ASPARGOS
**136** MACARRÃO DE ARROZ COM LOMBINHO

**137 Saladas**

*Saladas deliciosas com molhos saborosos e pouco calóricos são um excelente complemento para qualquer dieta.*

**139** SALADA COOB
**140** SALADA DE FILÉ-MIGNON E BATATA-DOCE
**141** SALADA DE SALMÃO E ESPINAFRE
**143** SALADA PROTEICA FÁCIL E RÁPIDA
**143** SALADA TROPICAL DE FRANGO
**144** VINAGRETE DE VINHO TINTO
**144** VINAGRETE BALSÂMICO
**144** VINAGRETE CREMOSO

**145 Acompanhamentos**

*Bons acompanhamentos são uma ótima forma de variar o sabor das refeições.*

**147** ABÓBORA ASSADA
**148** VAGEM COM AMÊNDOAS
**148** DELICIOSO ARROZ INTEGRAL
**149** RISOTO DE FUNGHI
**151** BATATA RECHEADA
**152** SALADA DE CUSCUZ
**153** CHIPS DE BATATA-DOCE
**155** SALADA DE QUINOA E MIRTILO
**155** QUINOA COM LIMÃO E COENTRO
**156** PILAF DE ARROZ INTEGRAL
**156** COUVE-FLOR COM BATATAS AO CURRY
**158** CAÇAROLA DE BATATA-DOCE
**158** SAUTÉ DE VEGETAIS
**160** REFOGADO DE ABOBRINHA E BRÓCOLIS

**161 Shakes de proteína**

*Os shakes de proteína são ótimos para atender às necessidades nutricionais, recomendados principalmente para as refeições de depois de malhar.*

**163** SHAKE MONSTRO DE KIWI, BANANA E MANGA
**163** SHAKE DE MOCHA COM CHOCOLATE E AMÊNDOAS
**164** BATIDO DE MANTEIGA DE AMENDOIM
**164** SHAKE DE LARANJA

**167 Barras de proteína e lanches**

*Aprenda a fazer suas próprias barras de proteína e também a fazer alguns lanches fantásticos!*

**169** BARRA DE PUDIM

**170** BARRA DE CHOCOLATE E MANTEIGA DE AMENDOIM

**170** BARRA DE BANANA E MORANGO

**171** IOGURTE PROTEICO COM FRUTAS

**173** BOLINHAS DE OVO

**173** SALADA PICANTE

**174** SALADA VERDE APIMENTADA

**174** CHIPS DE TORTILHA DE MILHO

**176** GUACAMOLE PERFEITO

**178** PATÊ DE ALHO

**178** MOLHO GREGO SEM GORDURA

**179 Sobremesas**

*Todo mundo gosta de comer um docinho de vez em quando, por isso não me esqueci das sobremesas.*

**181** BOLO DE PÊSSEGO

**182** PUDIM PROTEICO

**182** TORTA DE LIMÃO

**183** MORANGOS AO MEL E BALSÂMICO

**184** MILKSHAKE PROTEICO

**185** Planilha de calorias

*Se você gostaria de usar as receitas neste livro para planejar suas refeições, esta planilha vai ajudar! Nela, você vai encontrar uma lista de todas as receitas do livro, juntamente com suas calorias, proteínas, carboidratos e gorduras!*

**191** Pode me fazer um favor?

# Ganhe músculos e perca gordura com comidas saborosas e nutritivas

**SEMPRE ODIEI COZINHAR** porque tudo o que eu fazia ficava horrível — além de demorar demais.

Para piorar, como eu malho, tinha de consumir os alimentos específicos para obter os efeitos que desejava, então cozinhar minha própria comida era inevitável.

Por um tempo, eu só comia algo que mais se parecia com ração. Não sabia como preparar bem alimentos que me fornecessem as calorias e os macronutrientes (proteínas, carboidratos e gorduras) de que eu precisava. Eu me sentia como um bicho, batendo todo dia um pratão de frango, ovos, arroz integral, mingau de aveia e batata para ver os resultados da malhação.

Tenho calafrios só de pensar nos legumes e peitos de frango sem gosto que tinha de comer por dias a fio, durante meses, quando queria perder peso. (Virei quase um especialista em temperos e molhos, mas nem isso melhorou minha comida.) Eu ficava animado com a banana que comia enquanto tomava o shake da tarde. Meus colegas gozavam de minha cara, dizendo que eu tinha o paladar de um rottweiler.

Finalmente, depois de anos de dessensibilização progressiva à comida, decidi aprender como preparar pratos rápidos e saudáveis que fossem saborosos e atendessem às minhas necessidades alimentares. Eu queria consumir alimentos saudáveis e nutritivos para ganhar músculos e gostar do que comia quando meu objetivo era perder peso.

Este livro apresenta uma compilação das receitas que satisfazem as duas exigências. Cada uma delas foi composta de modo a ajudá-lo a ganhar massa muscular ou perder gordura de modo saudável, pois ninguém deseja parecer ótimo, mas se sentir péssimo. E todas resultam em pratos muito GOSTOSOS.

E, por que, um livro inteiro com essa finalidade?

Seguir uma dieta, seja para ganhar massa ou para perder gordura, é MUITO mais agradável quando se podem saborear os alimentos sabendo quando e por que comer em cada ocasião. Tenha neste livro um bom conselheiro.

# O que torna a dieta de academia diferente?

**É *ESSENCIAL* COMER** de forma adequada para que a malhação dê resultado. Você pode se matar na esteira e puxar ferro até explodir que, se não aliar a essas atividades uma alimentação adequada, não verá muitos resultados.

Os músculos não são capazes de se desenvolver se o corpo não tiver os nutrientes adequados para reparar os danos causados pelo levantamento de peso. Se comer muito pouco, você não só pode não ganhar massa, mas também pode até perder músculos.

Além disso, o corpo é incapaz de queimar gordura se não funcionar com o nível certo de deficiência de calorias: um pouquinho a mais basta para nos prender na infeliz rotina de estar "fazendo dieta" sem perder peso nenhum.

Muitas dietas existem no vácuo, isto é, pressupõem que as condições alimentares continuarão sempre as mesmas, sem levar em conta que a maioria das pessoas não tem estômago para as mesmas porções de comida todos os dias nem que dietas muito restritas levam a extravagâncias alimentares que, por sua vez, levam ao temido efeito sanfona.

O que é necessário é *equilíbrio* — uma dieta variada que permita deslizes de vez em quando e que seja ainda simples e prática, de modo a se adequar à loucura da vida diária. Por último e tão importante quanto as exigências anteriores, é preciso que a dieta melhore a saúde global, incorporando carboidratos e gorduras saudáveis no lugar das porcarias industrializadas que a maioria das pessoas tem na geladeira.

Bem, *Dieta de academia* trata exatamente disso. Com os conselhos deste livro, não só ficará mais fácil seguir dietas para ganhar músculos ou perder gordura, como também será de fato gostoso fazê-lo.

Quase todas as receitas estão divididas em duas categorias: receitas para ficar sarado e receitas para secar.

As da primeira categoria são mais calóricas, têm a dose certa de carboidrato e gordura e ajudam a satisfazer às necessidades diárias para o ganho de músculos.

As da outra, consistem em pratos pouco calóricos com pequena quantidade de carboidrato e gordura, o que é essencial para a dieta ser bem-sucedida.

É claro que, se você estiver tentando ganhar massa muscular ou emagrecer (definir a musculatura), pode seguir qualquer uma das receitas. É preciso apenas ter certeza de que aquilo que consumir esteja dentro do plano de sua dieta.

Este é um livro de receitas, com a vantagem de também explicar algumas coisas sobre como usá-las para ficar maior, mais forte, mais magro... *e* mais saudável. E já que são 120 receitas, ele pode ser muito útil.

# Como se alimentar de modo correto sem ficar obsessivo com cada caloria

## BOAS NOTÍCIAS!

É possível se sentir muito bem e ficar com ótima aparência sem precisar brigar com a calculadora a cada refeição.

Embora alimentar-se adequadamente seja uma ciência precisa, fazer isso não precisa ser doloroso. Na verdade, recomendo uma postura mais relaxada, pois se seu plano ou sua contagem de calorias forem complicados demais, será difícil segui-los.

Para perder gordura, é preciso que o corpo consuma mais energia do que recebe por meio dos alimentos e o potencial energético da comida é medido em calorias. Consuma-as em excesso, dando a seu corpo mais energia potencial do que ele precisa, e ele não terá estímulos para queimar gordura.

Já para ganhar músculos, o corpo precisa de um saldo positivo de energia (junto com proteína em abundância) para se repaginar e se reconstituir. Assim, é preciso comer um pouco mais do que o corpo gasta para ficar mais forte.

Neste capítulo, fornecerei algumas regras simples de alimentação correta. Só de segui-las você vai conseguir perder ou ganhar peso quando desejar, além de se sentir saudável e ativo.

# 1. COMA A QUANTIDADE ADEQUADA

As calorias são medidas do potencial energético dos alimentos, e o corpo queima várias calorias por dia. Tudo — dos batimentos cardíacos à digestão da comida — requer energia, que é obtida por meio do consumo de alimentos.

Assim, é importante obter a quantidade necessária de calorias, especialmente quando se pratica musculação. Se você não comer o suficiente, não terá energia para malhar pesado e se sentirá exausto.

Se você fizer exercícios no mínimo três vezes por semana, use esta fórmula para ter certeza de que está comendo o suficiente para seu corpo se recuperar:

- Consuma 2 gramas de proteína por quilo de peso corporal diariamente;

- Consuma 3 gramas de carboidrato por quilo de peso corporal diariamente;

- Consuma 1 grama de gorduras saudáveis para cada 2 quilos de peso corporal diariamente.

Esse é o começo. O plano para uma mulher de 60 quilos seria o seguinte:

- 120 gramas de proteína por dia;

- 180 gramas de carboidratos por dia;

- 30 gramas de gordura por dia.

Isso dá mais ou menos 1.600 calorias por dia, quantidade adequada para o ganho lento e estável de músculo e de força sem ganho de gordura no caminho — que é o verdadeiro objetivo da "manutenção": não continuar exatamente do mesmo jeito.

Se a sua prioridade for ganhar músculos, é necessário acrescentar cerca de 500 calorias diárias à dieta de "manutenção". A forma mais fácil de fazê-lo é aumentar cerca de 50 gramas no consumo de carboidratos e 30 gramas no de gordura.

Se, por outro lado, você estiver tentando perder gordura, é necessário subtrair 500 calorias diárias à dieta de manutenção. Para fazê-lo, diminua cerca de 90 gramas nos carboidratos e 10 gramas nas proteínas por dia.

Também é importante consumir calorias de alta qualidade nutricional. Enquanto os alimentos industrializados, como pão de forma, massas, batata frita, sucos e refrigerantes fazem com que você se sinta e aparente estar um lixo, alimentos nutritivos, como frutas, legumes, cereais integrais e alimentos com proteínas magras o deixam na sua melhor forma.

## 2. CONSUMA A QUANTIDADE ADEQUADA DE PROTEÍNAS

Quem malha precisa de mais proteínas do que quem não malha, pois os exercícios causam microlesões musculares, e as proteínas agem justamente na reconstrução muscular, aumentando o seu volume.

Cada exercício realizado faz com que os filamentos proteicos das fibras musculares se rompam, dessa forma o corpo precisa de proteínas para se recuperar completamente dos danos. No entanto, não há uma volta ao estado anterior: para lidar melhor com o estresse dos exercícios, o corpo torna as fibras musculares — e, por consequência, os músculos — maiores e mais fortes.

Assim, para obter os melhores resultados possíveis dos exercícios, é preciso consumir a quantidade adequada de proteínas. E isso não significa simplesmente consumir muita proteína logo depois de malhar, mas o suficiente todos os dias, o que exige certa quantidade de proteína em todas as refeições (como regra geral, consumir cerca de 1,5 a 2 gramas de proteína por quilo de peso corporal é uma boa meta para quem se exercita regularmente).

Fazendo isso, você garante que seu corpo tenha os aminoácidos necessários para construir os músculos e reparar os tecidos. Caso contrário, ele vai ficar para trás no ciclo de quebra e reconstrução dos músculos, consequentemente você perderá massa muscular e se tornará mais fraco, apesar de fazer exercícios.

Há duas fontes principais de proteína: os suplementos e os alimentos (por exemplo, carne vermelha, frango e peixes).

As melhores fontes alimentares de proteínas são frango, peru, carne vermelha magra, peixes, ovos e leite. Para os vegetarianos, as melhores opções são ovos, queijo cottage light, iogurte do tipo grego, tempeh, tofu, quinoa, amêndoas, arroz e feijão.

A respeito do vegetarianismo, aliás, algumas pessoas afirmam que quem é vegetariano ou vegano deve combinar cuidadosamente as proteínas ingeridas para garantir que o corpo esteja obtendo proteínas "completas" (todos os aminoácidos necessários para a construção dos tecidos corporais). Essa teoria e as pesquisas não comprovadas em que ela se baseava foram desbancadas pela Associação Americana de Dietas, mas ainda assim continuam a circular. Embora seja verdade que algumas fontes de proteína vegetal tenham menores quantidades de certos aminoácidos que outras formas de proteína, não há evidências científicas que comprovem que eles estejam de todo ausentes.

Quanto aos suplementos de proteína, trata-se de líquidos ou pós que contêm proteínas obtidas de várias fontes. As três mais comuns são o soro que sobra do processo de coalhar e comprimir o leite para a confecção de queijo (o whey), os ovos e a soja. Há ainda alguns ótimos suplementos que misturam proteínas vegetais de alta qualidade obtidas por meio de alimentos como quinoa, arroz integral, cânhamo e frutas.

Você não TEM de tomar suplementos para se alimentar bem, mas pode ser impraticável para algumas pessoas obter a quantidade necessária de proteína por meio dos alimentos, considerando o fato de que se deve ingerir proteína de quatro a seis vezes por dia.

Agora, há algumas coisas que é preciso saber a respeito da ingestão de proteínas. Em primeiro lugar, a quantidade de proteína que se pode absorver de uma só vez. Os estudos que tratam disso são bastante contraditórios e polêmicos, principalmente por causa da natureza complexa do tema, pois a genética, o metabolismo e a quantidade de massa magra corporal interferem nisso. Mas no intuito de optar pela simplicidade, eis o que se sabe: pode-se consumir e fazer bom uso de uma grande quantidade de proteínas em cada refeição. Que quantidade exatamente? Não costuma ser problema para o corpo absorver mais de 100 gramas de proteína de uma só vez.

Dito isso, não há benefícios em se alimentar dessa forma (na verdade, acho bem desconfortável ficar empanturrado), mas é bom saber disso para o caso de pular uma refeição e precisar compensar a quantidade de proteína na próxima.

Outra coisa que se deve saber é que tipos diferentes de proteína são digeridos em diferentes velocidades, e o corpo utiliza melhor alguns deles do que outros. A proteína obtida por meio da carne vermelha, por exemplo, é digerida rapidamente, e o corpo utiliza de 70 a 80% da quantidade consumida (a quantidade exata varia de acordo com o estudo, mas em geral está dentro dessa margem). A proteína do soro do leite (whey) também é digerida rapidamente e a sua **"Utilização Proteica Final"** (UPF) está abaixo da margem dos 90%. A digestão da proteína do ovo é muito mais lenta que a da carne de boi e a sua UPF também está dentro da mesma margem.

É importante conhecer a UPF e a velocidade de digestão, porque é melhor ingerir alimentos com proteínas com UPF alta para atender às necessidade diárias e é melhor ingerir proteínas de digestão rápida logo depois do treino e de digestão lenta na última refeição do dia, antes de dormir, para ajudar a atravessar o período de jejum do sono.

Eu poderia fornecer aqui quadros e tabelas da UPF de vários alimentos, mas vou facilitar as coisas. Para atender às necessidades diárias de proteína, estas são as opções:

### ALIMENTOS

Carnes magras (carne de boi, porco, frango e peru)

Peixes

Ovos

Fontes vegetais mencionadas acima

### SUPLEMENTOS

Albumina

Whey

Caseína

Se você estiver se perguntando por que não coloquei a proteína da soja na lista, a resposta é simplesmente que se trata de uma má fonte de proteína. Para começo de conversa, a maior parte dos suplementos de soja usa grãos geneticamente modificados, os transgênicos, que são uma péssima tendência e que prejudicam cada vez mais o mundo da agricultura. Muitos estudos mostram que o excesso de soja aumentam os níveis de estrogênio e inibem a produção de testosterona devido a compostos semelhantes ao estrogênio encontrados nos grãos. Não passe nem perto.

## 3. CONSUMA GORDURAS SAUDÁVEIS

A gordura é a fonte de energia mais densa de que o corpo dispõe: cada grama dela contém mais ou menos o dobro de calorias de 1 grama de proteína ou de carboidrato. As gorduras saudáveis, como as do azeite de oliva, do abacate, do óleo de linhaça, de muitos tipos de castanha e de outros alimentos são, na verdade, um importante componente de uma boa saúde geral. Entre outras vantagens, elas ajudam o corpo a absorver os nutrientes que recebe, mantêm o sistema nervoso, ajudam a manter a estrutura celular e regulam os níveis hormonais.

A gordura saturada é encontrada principalmente em produtos de origem animal, como carnes, laticínios e a gema de ovo. Alguns alimentos de origem vegetal, como a polpa e o óleo de coco, e o azeite de dendê também são ricos em gordura saturada. Embora normalmente se acredite que consumir gordura saturada faça mal à saúde, o oposto é que é de fato verdade. Estudos recentes mostram que incluir gorduras saturadas na dieta reduz o risco de problemas cardíacos.

A gordura trans, presente em muitos alimentos industrializados baratos (como pipoca, iogurte e manteiga de amendoim) e em várias comidas congeladas (como pizzas, bolos e salgadinhos), além de com frequência ser ingrediente da preparação de frituras, é um tipo de gordura saturada alterada cientificamente para aumentar a validade dos alimentos. Isso é péssimo, pois esse tipo de gordura faz mal e em excesso pode levar a vários tipos de doenças e complicações. Além disso, ela não tem nenhum tipo de valor nutricional, portanto deve ser de todo evitada.

A maioria das pessoas consome mais gordura do que precisa, adicionando, assim, várias calorias desnecessárias a seu consumo diário. Mas obter a quantidade adequada de gorduras saudáveis diariamente é bem simples. É assim que funciona:

• Mantenha seu consumo de gordura saturada relativamente baixo (abaixo de 10% do total de calorias). A gordura saturada está presente em alimentos como carnes, laticínios, ovos, óleo de coco, bacon e toicinho. Quando a gordura fica sólida à temperatura ambiente, ela é saturada.

• Evite totalmente a gordura trans. Ela está presente em alimentos processados como biscoitos, bolos, batatas fritas e roscas. Qualquer alimento que contenha "óleo hidrogenado" ou "óleo parcialmente hidrogenado" provavelmente contém gordura trans, então simplesmente não os consuma. (Claro, dar uma escapada de vez em quando e comer algo que contém gordura trans não é um grande problema, mas é definitivamente péssimo fazer isso como rotina alimentar.)

• Obtenha pelo menos metade da sua quantidade diária de gordura por meio de gordura insaturada, presente no óleo de amendoim, no abacate, no óleo de linhaça, no óleo de cártamo e no óleo de gergelim. Quando a gordura fica líquida à temperatura ambiente, ela é insaturada.

Ao seguir as receitas deste livro, você evitará as gorduras que fazem mal e consumirá as gorduras saudáveis sem nem precisar se esforçar.

## 4. CONSUMA BONS CARBOIDRATOS

Os carboidratos são, provavelmente, os macronutrientes mais difamados, mais temidos e a respeito dos quais mais se faz confusão. Graças às dezenas de dietas e planos fajutos que circulam, muitas pessoas acreditam que consumir carboidratos equivale a engordar. Embora consumir MUITO carboidrato possa engordar — assim como consumir muita proteína ou muita gordura —, os carboidratos de modo algum são nossos inimigos. Ao contrário, eles têm um papel essencial não apenas no ganho de músculos, mas também no funcionamento geral do corpo.

Qualquer que seja o carboidrato consumido — seja do brócolis ou do bolo de chocolate —, o corpo o quebra em duas substâncias: glicose e glicogênio. A glicose é o "açúcar sanguíneo", usado pelas células para realizar as atividades delas. Já o glicogênio fica depositado no fígado e nos músculos e pode ser facilmente transformado em glicose quando há necessidade imediata de energia. Quando se malha muito, os músculos queimam a reserva de glicogênio para lidar com a sobrecarga.

Pois bem, a questão é: por que o brócolis faz bem e o bolo de chocolate faz mal? Porque o corpo reage a eles de maneiras diferentes. Você já deve ter ouvido falar a respeito dos carboidratos "simples" e "complexos", assim como do índice glicêmico, e deve ter se perguntado o que essas expressões querem dizer, mas na verdade tudo isso é bem simples.

O índice glicêmico é um sistema numérico de classificação usado para determinar a velocidade com que os carboidratos são transformados em glicose no corpo. Eles são classificados de 0 a 100, de acordo com o efeito que exercem sobre os níveis de açúcar no sangue quando consumidos. Um IG de 55 ou menor é considerado baixo, de 56 a 69 é médio e acima de 70 é alto. Os carboidratos simples são aqueles que se convertem em glicose bem rápido (e, portanto, têm pontuação alta no índice), como os provenientes do açúcar refinado, do mel, da melancia, já os carboidratos complexos são aqueles convertidos em glicose mais lentamente (e, portanto, têm pontuação baixa no índice), como os do brócolis, da maçã, do pão integral.

É muito importante saber qual é a pontuação no índice dos carboidratos consumidos, porque há estudos relacionando o consumo regular de carboidratos com alto IG a um risco maior de desenvolvimento de problemas cardíacos, diabetes e obesidade.

A quantidade de carboidrato que você deve comer por dia depende do que você deseja alcançar, pois para ganhar músculo é preciso consumi-los em grande quantidade e para perder peso é preciso reduzi-los.

Mas qualquer que seja a quantidade de que você necessite por dia, há uma regra simples quanto à classificação dos carboidratos no índice glicêmico: consuma carboidratos de médio ou alto IG (como regra geral, aqueles com pontuação entre 60 e 90) cerca de 30 minutos antes e cerca de 30 minutos depois de fazer exercícios.

É preciso consumir carboidratos antes de malhar porque a energia que eles fornecem é necessária para o treino e é preciso consumi-los depois de malhar porque nesse momento as reservas de glicogênio dos músculos estão esgotadas e é necessário repô-las rapidamente para ajudar o corpo a se manter em estado anabólico e não perder tecido muscular.

Minhas fontes favoritas de carboidratos para antes e depois de malhar são bananas e leite de arroz, mas outras boas opções são batatas cozidas, mingau de aveia instantâneo e frutas com pontuação acima de 60 no índice glicêmico, como melão amarelo, abacaxi, melancia, tâmara, damasco e figo. Algumas pessoas recomendam o consumo de produtos ricos em açúcar refinado (sacarose) depois de malhar, porque eles têm alto IG, mas sempre que possível evito açúcar processado.

Todas as outras fontes de carboidrato que você consumir devem ter IG médio ou baixo (60 ou menos, como regra geral). Simples assim. Se seguir essa regra, você evitará os vários problemas causados pelos altos e baixos de energia de que as pessoas normalmente sofrem por consumir carboidratos de alto IG que desgastam o corpo.

A seguir está uma lista de alimentos comuns com o respectivo IG médio. A pontuação varia de marca para marca, mas não muda muito. De modo geral, é melhor evitar estes alimentos.

Fontes: Universidade de Sidney, Universidade de Harvard e Livestrong.com

| ALIMENTO | IG |
| --- | --- |
| Bisnaguinha | 72 |
| Salgadinho de milho | 63 |
| Pretzel | 83 |
| Barra de chocolate | 62 — 78 |
| Biscoito de milho ou de trigo | 67 — 87 |
| Biscoito de centeio | 64 |
| Bolo de arroz | 78 |
| Pipoca | 72 |

| | |
|---|---|
| Arroz branco | 64 |
| Pizza | 80 |
| Passas | 64 |
| Pão integral | 71 |
| Pão de forma | 70 |
| Pão francês | 95 |
| Pão branco | 77 |
| Batata cozida | 85 |
| Cereais ricos em fibras integrais | 66 |

Portanto, esqueça açúcar, pães de forma, pães integrais processados, bisnaguinhas, cereais açucarados, massas que não sejam integrais, biscoitos, waffles, bolos de arroz, sucrilhos e arroz branco. Não recomendo consumir essas coisas nem para obter os carboidratos de antes ou depois de malhar, porque elas simplesmente não fazem bem para a saúde.

Mesmo certas frutas, como melancia e tâmara, não são boas, por causa da pontuação delas no índice glicêmico. Se não souber se certa fonte de carboidrato de que gosta é boa ou ruim, pesquise a pontuação dela no índice glicêmico e, se ficar acima de 60, não a inclua nas refeições que não fizer logo antes ou depois de malhar.

## 5. COMA FRUTAS E LEGUMES

O corpo requer necessidades diferentes para funcionar em potência máxima. Só carboidratos e proteínas não bastam, pois precisa de cálcio para que os músculos possam relaxar e contrair-se de forma constante; precisa de fibras para melhorar o movimento dos alimentos pelo trato digestivo; precisa de ferro para transportar oxigênio para as células e criar energia.

Há muitos outros "pequenos auxiliares" de que o corpo necessita para realizar seus vários processos fisiológicos, e as frutas e legumes contêm nutrientes vitais que não podem ser obtidos por meio de suplementos vitamínicos.

É recomendável consumir de três a cinco porções diárias de frutas e legumes para desfrutar dos vários benefícios proporcionados por esses nutrientes, como a diminuição do risco de desenvolver câncer, doenças cardíacas, diabetes e muitas outras doenças. E fazê-lo não é difícil. Pode-se considerar uma porção um pedaço médio de fruta, assim como meia xícara de morango. Uma xícara de verduras e meia xícara de outros legumes podem ser consideradas uma porção.

*Sucos* de frutas, no entanto, são outra história. Embora pareçam uma forma fácil de obter a porção diária de frutas, eles são, na verdade, muito mais que uma água açucarada gostosa. A maioria deles leva não só açúcar, também são feitos com base na separação do suco da polpa fibrosa da fruta, que desacelera o metabolismo dos açúcares. Sem isso, a bebida fica com índice glicêmico alto. É melhor beber água e comer a fruta inteira.

A alternativa é fazer o próprio suco colocando a fruta inteira na centrífuga ou no liquidificador para processá-la. O que, claro, dá no mesmo que comer a fruta.

As frutas consideradas mais saudáveis são maçã, banana, mirtilo, morango e as frutas vermelhas, laranja e abacaxi.

Os legumes mais recomendados são aspargos, brócolis, espinafre, batata-doce, tomate, cenoura, cebola e berinjela.

## 6. PLANEJE E DIMENSIONE BEM SUAS REFEIÇÕES

A rotina alimentar de boa parte das pessoas é feita para engordar. Elas pulam o café da manhã, comem qualquer porcaria no almoço, chegam em casa famintas, comem muito no jantar, comem sobremesa depois e por último fazem um lanche de salgadinhos ou pipoca vendo TV.

Uma estratégia muito melhor é fazer pequenas refeições a cada três ou quatro horas e incluir proteínas em todas elas, pois elas alimentam e satisfazem.

A maioria dos carboidratos deve ser consumida antes e depois de se exercitar, quando o corpo mais precisa deles. Eu consumo de 10 a 15% dos carboidratos diários antes de treinar e de 30 a 40% depois, na refeição de depois da malhação.

Também é importante, quando se deseja emagrecer, não comer carboidratos poucas horas antes de ir para a cama. Esse conselho tem circulado pelo mundo da saúde e da boa forma, mas muitas vezes acompanhado da explicação errada.

Não há evidências científicas de que consumir carboidratos à noite ou antes de dormir leve ao ganho de gordura, mas pode *impedir* a perda dela. Como? A insulina criada pelo corpo para processar e absorver os carboidratos consumidos evita o uso da gordura como fonte de energia. O corpo naturalmente queima a maior parte da gordura quando dormimos e ir dormir com níveis elevados de insulina interfere nesse processo.

Relacionado a isso está também o fato, indicado por alguns estudos, de que a produção e o processamento de insulina interfere na produção e no processamento do hormônio do crescimento, que tem poderosas propriedades de queima de gordura. O corpo naturalmente produz muito de seu hormônio do crescimento durante o sono, então se houver fluxo de insulina nesse período, a produção do hormônio pode ser prejudicada, privando o organismo das propriedades de queima de gordura e construção de músculos dele.

Portanto, como regra geral, quando desejar perder peso não consuma carboidratos quatro ou cinco horas antes de dormir. Depois do jantar, deve-se consumir apenas proteínas magras. Eu sigo essa regra mesmo quando estou tentando ganhar massa, não por causa da queima de gordura (não se queima gordura nesse processo), mas para não impedir a produção do hormônio do crescimento (GH).

Já as gorduras podem ser equilibradas ao longo do dia. Gosto de tomar já pela manhã 1 ou 2 colheres de sopa de uma mistura de 3-6-9 (uma combinação de ácidos graxos essenciais, que são gorduras vitais para o funcionamento correto das células, tecidos, glândulas e órgãos do corpo), mas não é necessário fazer isso se você não quiser. Você pode se restringir às fontes de gorduras saudáveis fornecidas anteriormente.

# 7. BEBA BASTANTE ÁGUA

Cerca de 60% do corpo do homem adulto e 70% do corpo da mulher adulta é constituído de água. São constituídos de água 70% dos músculos. Só isso já mostra o quanto é importante ficar hidratado para manter uma boa saúde e o funcionamento corporal adequado.

A capacidade do corpo de digerir, transportar e absorver nutrientes dos alimentos depende do consumo adequado de fluidos. A água ajuda a evitar lesões na academia, pois protege as articulações e outros tecidos flexíveis contra choques. Quando o corpo se desidrata, literalmente todos os processos fisiológicos são afetados.

Sou incapaz de enfatizar o quanto é importante beber água limpa e pura. Ela não tem calorias, portanto nunca causará ganho de peso, qualquer que seja a quantidade bebida.

De acordo com um relatório do Instituto de Medicina dos Estados Unidos, as mulheres devem consumir cerca de 3 litros de água por dia, e os homens, cerca de 4 litros.

Agora, é preciso considerar que esses números incluem a água que se encontra nos alimentos. Uma pessoa comum obtém cerca de 80% da sua água ao bebê-la e cerca de 20% por meio dos alimentos. Eu bebo de 4 a 8 litros de água por dia há anos, quantidade bem maior que a recomendada pelo instituto, mas eu suo bastante fazendo exercícios e vivo na Flórida, que é bem quente. Encho um jarro de 4 litros no início do dia e termino-o na hora do jantar. Até a hora de dormir bebo mais alguns copos.

Beba água limpa e purificada, e não água da torneira. Há uma grande diferença entre a água limpa e alcalina, que é completamente utilizada pelo corpo, e a água poluída e ácida da torneira e até de garrafa (no caso de certas marcas).

# 8. CORTE O SÓDIO

Balanço a cabeça de pensar em quanto a dieta do cidadão comum é sobrecarregada de sódio.

O Instituto de Medicina dos Estados Unidos recomenda, como quantidade diária adequada para a maioria dos adultos, 1.500 miligramas de sódio.*

Excesso de sódio no corpo causa retenção de água — o que faz com que se pareça estufado e mole — e pode levar à pressão alta e problemas cardíacos.

Alimentos congelados e enlatados têm muito sódio, caso também das carnes defumadas, como linguiça e bacon — uma fatia de bacon contém 1 grama de sódio!).**

Sempre que possível, uso ingredientes com pouco ou sem sódio nas receitas deste livro. Quando é necessário usar sal, recomendo sal marinho ou sal do Himalaia (o nome é esquisito, mas o produto é ótimo), pois têm muitos minerais naturais, enquanto o sal de mesa comum é "quimicamente limpo" para remover "impurezas", que incluem esses elementos vitais. Na pior das hipóteses use sal com baixo teor de sódio.

# 9. SAIA DA DIETA CORRETAMENTE

Muito se fala no mundo das dietas a respeito dos "dias de sair da dieta" ou "dias de folga". A ideia é que se nos mantivermos na linha durante a semana, podemos extrapolar um pouco nos fins de semana e, de algum modo, não ganhar gordura. Bem, as coisas não funcionam assim, a não ser que se tenha uma taxa metabólica bem alta. Com uma dieta rígida e exer-

---

* De acordo com uma pesquisa realizada pela Universidade de São Paulo (USP), no entanto, o consumo médio de sódio do brasileiro é de 4,5 gramas por dia. (N. T.)

** Na mesa dos brasileiros, ainda há os temperos adicionados à comida, que contribuem muito para a elevação do consumo de sódio. (N. T.)

cícios, pode-se perder de 500 gramas a 1 quilo por semana, quantidade que pode ser recuperada em um fim de semana com alguma facilidade.

Portanto, em vez de pensar em DIAS de folga, pense em REFEIÇÕES de folga — refeições nas quais você pode comer mais ou menos o que quiser (enquanto todas as outras da semana seguem o plano). Uma ou duas vezes por semana, uma refeição de folga não apenas satisfaz, mas pode até ajudar a perder gordura.

Como?

Bem, primeiro há o encorajamento psicológico, que faz com que você se sinta mais feliz e motivado, tornando mais fácil seguir a dieta.

Mas há também o encorajamento fisiológico.

Estudos sobre a superalimentação (o termo científico para "entupir-se de comida") sugerem que ela pode provocar um aumento de qualquer valor entre 3 e 10% na taxa metabólica. Embora pareça bom, isso na verdade não significa muita coisa quando se considera que é necessário consumir algo entre centenas a milhares de calorias sobressalentes para alcançar esse efeito.

Mais importantes são os efeitos que sair da dieta têm sobre um hormônio chamado leptina, que regula a fome, a taxa metabólica, o apetite, a motivação e a libido, bem como outras funções do corpo.

Quando se está com deficiência calórica e se perde gordura corporal, os níveis de leptina caem, o que faz com que a taxa metabólica caia, o apetite aumente, a motivação diminua e o humor azede.

Por outro lado, quando se dá ao corpo mais energia (calorias) do que ele precisa, os níveis de leptina aumentam, o que pode ter efeitos positivos na oxidação da gordura, na atividade da tireoide, no humor e até nos níveis de testosterona.

Assim, se aquilo de que você de fato precisa for um aumento dos níveis de leptina, qual é o melhor jeito de obter esse efeito?

Primeiro, consumir carboidratos. Em segundo lugar, consumir proteínas (refeições ricas em proteína também elevam a taxa metabólica). As gorduras saudáveis não aumentam muito os níveis do hormônio e o álcool, na verdade, o inibe.

Assim, se você não estiver conseguindo perder peso e estiver irritado e sem motivação, uma boa dose de leptina talvez seja o elemento necessário para colocá-lo nos trilhos de novo.

Faça uma refeição sem restrições, cheia de carboidrato e proteína, e fique em paz consigo mesmo.

(Recomendo, no entanto, que você não vá longe demais — não consuma 2.000 calorias de alimentos industrializados e doces achando que não tem problema.)

O número de "refeições de folga" que você deve fazer depende do seu objetivo. Se você quiser ficar magro e ganhar músculos, pode fazer duas refeições livres por semana. Mas se quiser secar, faça apenas uma.

## TROCANDO EM MIÚDOS

Você pode achar este capítulo, sem trocadilho, difícil de engolir. Há de fato quem pene para abandonar os hábitos alimentares prejudiciais à saúde (açúcar e alimentos industrializados podem ser bem viciantes). Apesar disso, considere os benefícios de seguir os conselhos dados:

1. Se esse tipo de alimentação for completamente novo para você, *garanto* que com ela vai se sentir bem *como jamais sentiu*. Você deixará de ter altos e baixos de energia, de se sentir letárgico e de ter a confusão mental que ocorre quando se consome alimentos que fazem mal todos os dias.

2. Você passará a apreciar muito mais as comidas "más" quando só puder desfrutar delas uma ou duas vezes por semana. Os doces ficam muito mais gostosos quando faz uma semana que não se come nenhum. (Mas também pode ser que os alimentos industrializados que você adorava deixem de ser gostosos.)

3. Você passará a gostar dos alimentos saudáveis de verdade. Eu *prometo*. Mesmo que eles não pareçam bons a princípio, quando se tornarem rotina você vai ter vontade de comer arroz integral e frutas, em vez de bolos e pães. O corpo se adapta.

Este capítulo ensina tudo o que é preciso saber para se alimentar corretamente, seja para ganhar músculos ou para perder gordura, de acordo com o que desejar, sem deixar de ficar saudável.

# Vamos cozinhar

**FICAR MAGRO SEM** deixar de dar aos músculos e ao corpo aquilo de que eles precisam pode ser difícil. Foi por isso que escrevi este livro e estou confiante de que as receitas que ele apresenta resolvem esse problema.

Nada aqui é extravagante ou difícil de fazer, mas mesmo assim muitas das receitas resultam em pratos deliciosos. Aposto que você vai encontrar ótimos itens para a sua dieta.

A maior parte das receitas só requer meia dúzia de panelas e louças, de vez em quando o liquidificador. As instruções são simples, o tempo de preparação é mínimo, e os ingredientes não são difíceis de encontrar. É impossível ficar mais fácil cozinhar.

Recomendo que você separe receitas suficientes para uma semana e compre os ingredientes necessários. Muitas receitas usam os mesmos itens, o que vai economizar tempo e dinheiro.

Então, mãos à obra!

# Café da manhã

**É REGRA NOS** planos de perda e manutenção de peso, há muitos anos, que se deve tomar um café da manhã farto todos os dias.

A base desse conselho é a observação, em algumas pesquisas, de que o hábito de tomar café da manhã está relacionado a peso corporal menor em grandes populações, mas ele ilustra perfeitamente bem como conselhos ruins podem se tornar prevalentes nesse ramo.

Pesquisas que se fundamentam na observação não estabelecem causalidade. Elas sugerem algo — pular o café parece estar negativamente associado ao peso corporal —, mas indicam que estudos mais rigorosos são necessários para averiguar se há de fato relação e por quê.

A mídia, no entanto, trata esses estudos como se eles apresentassem provas frias e incontestáveis, publicando notícias com manchetes que anunciam descobertas "revolucionárias". Revistas e sites de saúde e boa forma, em busca de novos conteúdos, publicam esse tipo de matéria, as pessoas que malham as leem, compartilham e assim sucessivamente.

O lado da história que não se vê é que há pesquisas que mostram que quem pula o café da manhã tende a comer alimentos industrializados e a comer mais em geral. Não é pular o café que causa o problema, mas o doce, o refrigerante, o excesso de calorias. Quem toma café simplesmente tende a ter hábitos alimentares em geral melhores — sem que seja surpreendente, portanto, que tais pessoas normalmente sejam também mais magras.

Assim, tome café da manhã se você gostar de fazer essa refeição (eu gosto), especialmente se tiver muita fome ao acordar. Mas não se preocupe se demorar várias horas para tomar café ou mesmo não tomá-lo e fazer a sua primeira refeição do dia no almoço, se isso funcionar melhor para você. Se quiser saber por que fazer isso não atrapalha o ganho de músculos nem a perda de peso e por que isso na verdade faz bem, leia meu livro *Mitos dos músculos*.

Se não tiver muito tempo de manhã, você pode fazer antes algumas das receitas desta seção e deixá-las na geladeira, ou pode preparar algo rápido, como mingau de aveia ou ovos mexidos. E se tiver um pouco de tempo e quiser, dê um presentinho a si mesmo, como panquecas (uma das coisas que mais gosto de comer nas folgas da dieta!).

# RECEITAS DE CAFÉ DA MANHÃ PARA GANHAR MASSA MUSCULAR

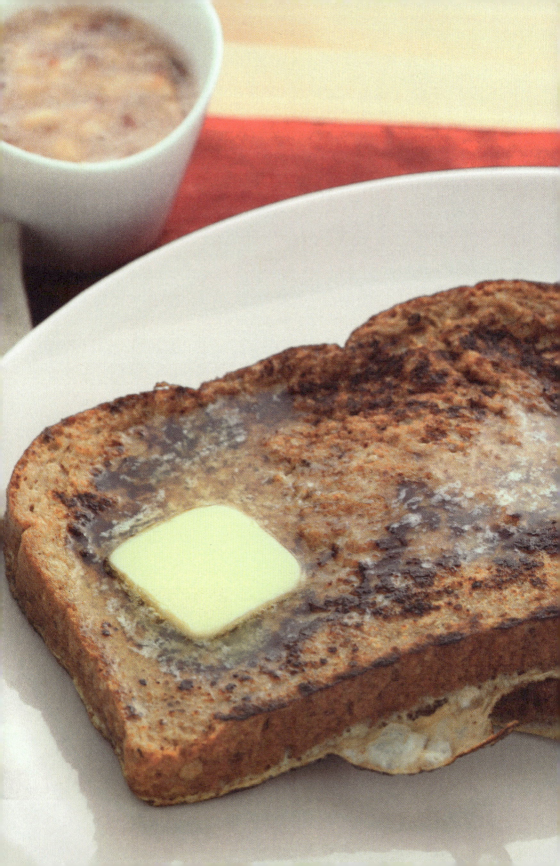

# TORRADAS FRANCESAS PARA OS MÚSCULOS

| | |
|---:|:---|
| Porções | 2 (2 fatias por porção) |
| Tempo de preparo | 5 minutos |
| Tempo de cozimento | 5 a 10 minutos |

### POR PORÇÃO

| | |
|---:|:---|
| Calorias | 445 |
| Proteínas | 44 gramas |
| Carboidratos | 50 gramas |
| Gorduras | 9 gramas |

½ xícara de leite desnatado
2 ovos grandes
2 claras de ovo
2 conchas de whey protein de baunilha
½ colher de chá de canela em pó
4 fatias de pão integral

**PARA O RECHEIO:**
1 banana amassada
1 colher de sopa de compota de morango
1 colher de sopa de água

Em uma tigela, misture o leite desnatado, os ovos e as claras. A seguir, adicione o whey protein e a canela e bata até ficar homogêneo.

Mergulhe as fatias de pão na mistura até que fiquem empapadas (costumo deixar mais ou menos 30 segundos).

Passe uma fina camada de óleo (de preferência de canola ou milho) numa panela, para que as fatias não grudem, e acenda o fogo médio-alto.

Coloque 1 ou 2 fatias de pão na panela e cozinhe por 2 minutos ou até dourar. Vire as fatias e repita o processo. Ao final, o pão deve estar não mais empapado, mas sim firme.

Enquanto o pão cozinha, misture a compota e a água em uma tigela. Coloque um pouco em cima de cada fatia.

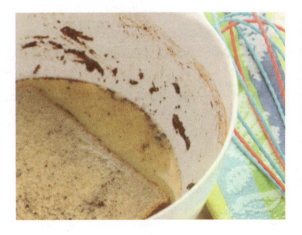
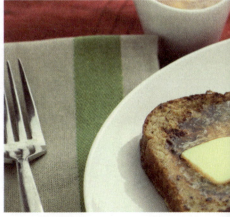

# BOLINHOS PROTEICOS DE BANANA E AVEIA

| | |
|---|---|
| Porções | 2 (2 bolinhos por porção) |
| Tempo de preparo | 5 minutos |
| Tempo de cozimento | 10 minutos |

**POR PORÇÃO**

| | |
|---|---|
| Calorias | 351 |
| Proteínas | 31 gramas |
| Carboidratos | 45 gramas |
| Gorduras | 6 gramas |

1 xícara de aveia em flocos

6 claras de ovo

1 banana madura

1 xícara de queijo cottage light

½ xícara de canela em pó

1 colher de chá de stevia ou outro adoçante

Misture tudo até que a massa fique uniforme.

Passe uma fina camada de óleo em uma panela e tire o excesso com uma toalha de papel. Guarde-a para fazer o mesmo depois de cada bolinho. Acenda o fogo médio-baixo.

Coloque cerca de ½ xícara da massa na frigideira e cozinhe por 1 ou 2 minutos, ou até dourar. Vire o bolinho e cozinhe-o por mais 30 segundos a 1 minuto, ou até dourar e ficar firme. Coloque o bolinho em um prato e enxugue a panela com a toalha de papel.

Repita o processo com o restante da massa.

# MINGAU DE MAÇÃ COM CANELA

| | |
|---|---|
| Porções | 4 |
| Tempo de preparo | 5 minutos |
| Tempo de cozimento | 2 a 3 minutos |

**POR PORÇÃO**

| | |
|---|---|
| Calorias | 263 |
| Proteínas | 29 gramas |
| Carboidratos | 30 gramas |
| Gorduras | 3 gramas |

1 ½ xícara de aveia em flocos finos

⅓ xícara de leite em pó sem gordura (opcional)

¼ xícara de maçã desidratada cortada em cubos

4 conchas de whey protein de chocolate

1 colher de sopa de açúcar mascavo

1 colher de sopa de stevia ou outro adoçante

¾ colher de chá de canela em pó

¼ colher de chá de sal

⅛ colher de chá de cravo-da-índia em pó

½ xícara de água (por porção)

Misture todos os ingredientes exceto a água em uma vasilha grande e vedada e guarde por até seis meses.

Para preparar o mingau: balance bem a vasilha para que os ingredientes fiquem bem misturados. Numa panela, ferva ½ xícara de água. Coloque ½ xícara da massa e cozinhe em fogo médio, mexendo sem parar durante 1 minuto. Desligue o fogo e tampe a panela, deixando esfriar por cerca de 1 minuto ou mais, de acordo com a consistência desejada.

## MINGAU DE MANTEIGA DE AMENDOIM FÁCIL E RÁPIDO

| | |
|---|---|
| Porções | 1 |
| Tempo de preparo | 2 a 3 minutos |
| Tempo de cozimento | 5 a 7 minutos |

**POR PORÇÃO**

| | |
|---|---|
| Calorias | 423 |
| Proteínas | 41 gramas |
| Carboidratos | 35 gramas |
| Gorduras | 14 gramas |

½ xícara de aveia em flocos

¼ colher de chá de sal

2 colheres de chá de farelo de linhaça

2 claras de ovo

⅔ xícara de água

1 colher de sopa de manteiga de amendoim

Canela em pó a gosto

1 concha de whey protein de chocolate

Coloque aveia em uma tigela funda que possa ir ao micro-ondas. Acrescente o sal e a linhaça e mexa. Numa tigela separada, bata as claras e a água e, em seguida, acrescente a aveia e mexa delicadamente até misturar.

Leve ao micro-ondas em potência média por 4 a 6 minutos.

Remova do forno, adicione a manteiga de amendoim, a canela e o whey protein e mexa.

# MINGAU PROTEICO DE PASSAS

| | |
|---|---|
| Porções | 1 |
| Tempo de preparo | 3 a 4 minutos |
| Tempo de cozimento | 35 a 40 minutos |

### POR PORÇÃO

| | |
|---|---|
| Calorias | 399 |
| Proteínas | 38 gramas |
| Carboidratos | 42 gramas |
| Gorduras | 8 gramas |

1 colher de chá de óleo vegetal

½ colher de chá de stevia ou outro adoçante

2 claras de ovo

2 colheres de sopa de leite desnatado

⅛ colher de chá de sal

¼ colher de chá de fermento em pó

½ xícara de aveia em flocos finos

1 concha de whey protein de chocolate ou baunilha

1 colher de sopa de passas

½ colher de chá de açúcar mascavo

⅛ colher de chá de canela em pó

Em uma tigela grande, bata o óleo e a stevia, acrescentando lentamente as claras, o leite, o sal, o fermento, a aveia, o whey protein e as passas. Coloque o açúcar mascavo e a canela por cima e deixe dormir na geladeira.

Ligue o forno à temperatura de 195 °C e asse até endurecer, cerca de 35 minutos.

# PANQUECA PROTEICA DE BATATA-DOCE

| | |
|---|---|
| Porção | 1 (2 panquecas por porção) |
| Tempo de preparo | 10 minutos |
| Tempo de cozimento | 5 minutos |

### POR PORÇÃO

| | |
|---|---|
| Calorias | 358 |
| Proteínas | 24 gramas |
| Carboidratos | 59 gramas |
| Gorduras | 3 gramas |

1 batata-doce média

½ xícara de aveia em flocos

1 ovo grande

4 claras de ovo

½ colher de chá de essência de baunilha

½ colher de chá de canela em pó

¼ xícara de iogurte natural sem gordura

Faça vários furtos na batata com um garfo. Enrole-a numa toalha de papel e coloque no micro-ondas, em alta potência, por cinco minutos. Passe-a em água fria e tire a casca com uma faca.

Bata a aveia no liquidificador até que ela se torne pó e depois vire-a em uma tigela. Triture a batata no liquidificador até ficar macia e depois a coloque junto com a aveia. Acrescente o ovo, as claras, a essência de baunilha, a canela e o iogurte. Misture até formar uma massa homogênea.

Passe uma fina camada de óleo numa panela e enxugue o excesso com uma toalha de papel. Guarde-a para fazer o mesmo depois de cozinhar cada panqueca. Acenda o fogo médio.

Coloque ½ xícara da massa na frigideira e cozinhe por 1 a 2 minutos ou até ficar dourado. Vire a panqueca e cozinhe por mais 1 minuto ou até dourar e firmar. Ponha a panqueca em um prato e enxugue a panela com a toalha de papel.

Repita o processo com o resto da massa.

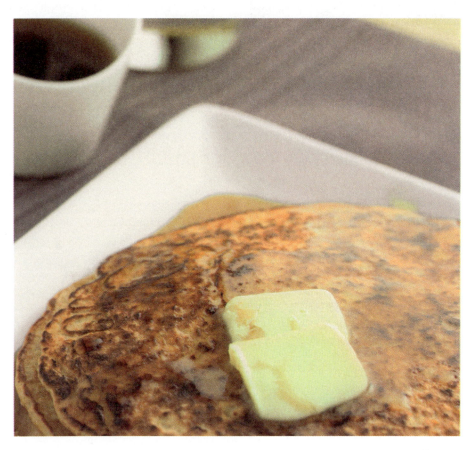

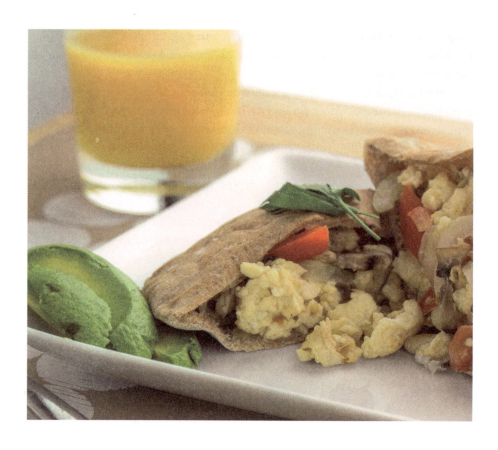

## ENROLADINHO DE PÃO SÍRIO

| | |
|---:|:---|
| Porção | 1 |
| Tempo de preparo | 5 minutos |
| Tempo de cozimento | 8 a 10 minutos |

**POR PORÇÃO**

| | |
|---:|:---|
| Calorias | 452 |
| Proteínas | 31 gramas |
| Carboidratos | 49 gramas |
| Gorduras | 20 gramas |

4 champignons fatiados
1 colher de sopa de cebola picada
1 colher de sopa de pimentão vermelho picado
1 pitada de pimenta-do-reino preta moída
1 ovo grande
3 claras de ovo
½ tomate pequeno sem sementes picado
3 colheres de sopa de leite desnatado
1 pão sírio integral (escolha a marca que tenha menos gorduras e sódio) torrado partido ao meio
½ abacate fatiado

42

Coloque uma fina camada de óleo em uma panela e refogue os cogumelos, a cebola e o pimentão em fogo médio. Cozinhe por 3 a 4 minutos. Acrescente a pimenta-do-reino.

Misture os ovos, as claras, o tomate e o leite em uma tigela e bata até dar espuma.

Jogue a massa de ovo na panela e cozinhe por 3 a 4 minutos, mexendo até ficar firme.

Recheie cada fatia do pão metade com a massa de ovo e metade com o abacate.

# FRITADA DE BATATA-DOCE E LINGUIÇA

| | |
|---|---|
| Porção | 1 |
| Tempo de preparo | 6 minutos |
| Tempo de cozimento | 15 a 20 minutos |

**POR PORÇÃO**

| | |
|---|---|
| Calorias | 425 |
| Proteínas | 43 gramas |
| Carboidratos | 29 gramas |
| Gorduras | 17 gramas |

1 batata-doce média cortada em cubos pequenos

1 linguiça de peru picada

1 ovo

6 claras de ovo

¼ xícara de queijo cheddar light picado

Sal e pimenta-do-reino preta moída a gosto

⅛ xícara de tomate picado sem sementes

⅛ xícara de cebolinha cortada em fatias finas

Preaqueça o forno a 195 °C.

Passe uma fina camada de óleo em uma panela média que possa ir ao forno e acenda o fogo médio. Coloque as batatas na panela, cubra-a e cozinhe por cerca de 5 minutos. Acrescente a linguiça, tampe e cozinhe por outros 4 ou 5 minutos, mexendo ocasionalmente. É preciso cozinhar as batatas até ficarem levemente macias.

Em uma tigela grande, bata os ovos, o queijo, o sal e a pimenta.

Jogue a massa batida sobre a batata e a linguiça e cozinhe por mais 5 ou 6 minutos, ou até que a parte de baixo dos ovos esteja dourada.

Tire a panela do fogo e coloque no forno por cerca de 5 minutos ou até a superfície dourar. Jogue por cima o tomate e a cebolinha.

# OMELETE VEGETARIANA E BACON DE PEITO DE PERU

| | |
|---|---|
| Porção | 1 |
| Tempo de preparo | 5 a 10 minutos |
| Tempo de cozimento | 5 a 6 minutos |

**POR PORÇÃO**

| | |
|---|---|
| Calorias | 283 |
| Proteínas | 35 gramas |
| Carboidratos | 8 gramas |
| Gorduras | 12 gramas |

½ xícara de cogumelos frescos fatiados

3 aspargos, cortados em pedaços de 5 centímetros

⅓ xícaras de cebolinha picada

5 claras de ovo

1 ovo grande

2 fatias de bacon de peito de peru cozidas e cortadas em fatias menores

1 colher de sopa de queijo parmesão light cortado em pedaços

Coloque uma frigideira grande em fogo médio, levemente molhada de óleo, e, quando estiver quente, acrescente os cogumelos, os aspargos e a cebolinha. Cozinhe, mexendo ocasionalmente, até que os aspargos estejam bem macios, cerca de 4 minutos.

Bata o ovo e as claras e derrame nos legumes. Reduza o fogo para médio--baixo.

Enquanto a omelete cozinha, levante o canto da frigideira para que o ovo ainda não cozido escorra para baixo. Quando a maior parte do ovo estiver cozida, jogue o bacon e o queijo por cima e deixe derreter até atingir a consistência desejada, então dobre a omelete no meio e tire do fogo.

# RECEITAS DE CAFÉ DA MANHÃ PARA SECAR

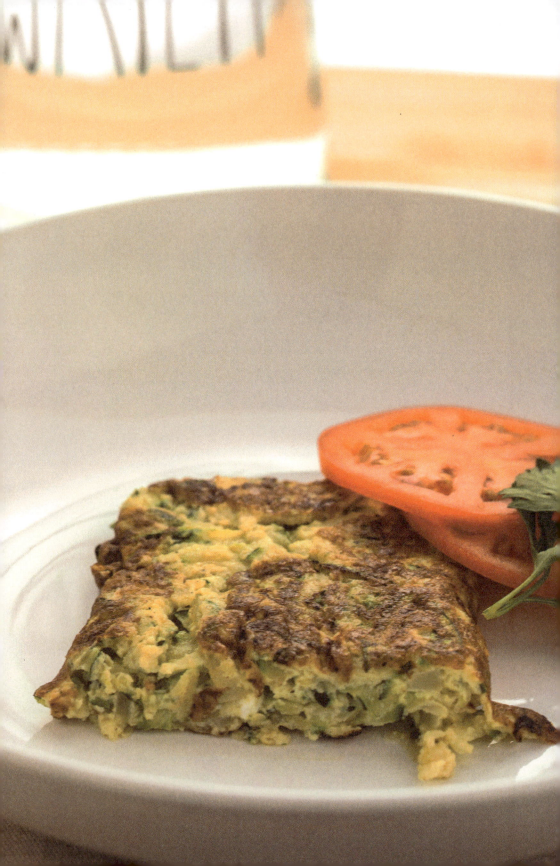

# QUICHE DE ABOBRINHA

| | |
|---:|:---|
| Porção | 1 |
| Tempo de preparo | 5 minutos |
| Tempo de cozimento | 10 minutos |

**POR PORÇÃO**

| | |
|---:|:---|
| Calorias | 202 |
| Proteínas | 15 gramas |
| Carboidratos | 11 gramas |
| Gorduras | 11 gramas |

2 ovos grandes
1 xícara de abobrinha ralada
¼ xícara de cebola em cubos
¼ colher de chá de alho granulado
¼ colher de chá de cebola granulada
Sal e pimenta-do-reino preta moída a gosto

Misture todos os ingredientes em uma tigela.
   Ligue uma panela em fogo alto e a seguir diminua para o médio.
   Passe uma fina camada de óleo e jogue a massa. Cozinhe por cerca de 5 minutos e vire. Cozinhe por outros 5 minutos.

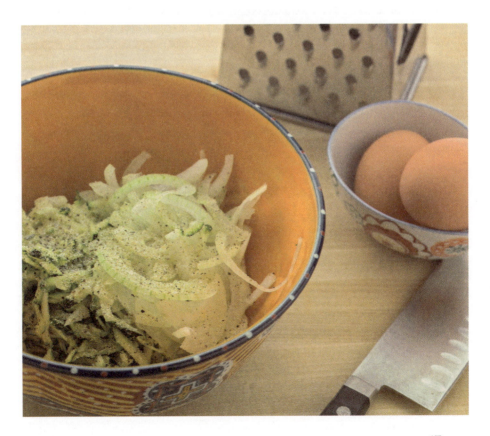

# MEXIDO DE ESPINAFRE

| | |
|---|---|
| Porção | 1 |
| Tempo de preparo | 2 a 3 minutos |
| Tempo de cozimento | 5 minutos |

**POR PORÇÃO**

| | |
|---|---|
| Calorias | 275 |
| Proteínas | 36 gramas |
| Carboidratos | 9 gramas |
| Gorduras | 10 gramas |

1 xícara de espinafre (fresco ou congelado)
¼ xícara de cebola picada
¼ xícara de pimentão vermelho picado
6 claras de ovo
2 ovos grandes
Sal e pimenta-do-reino preta moída a gosto

Limpe o espinafre e jogue-o na panela ainda molhado. Cozinhe em fogo médio e tempere com o sal e a pimenta.

Quando ele murchar, acrescente a cebola e o pimentão e cozinhe até a cebola ficar transparente e o pimentão estiver macio.

Acrescente os ovos e mexa até cozinhar. Finalize com sal e pimenta.

# FRITADA DE ABOBRINHA

| | |
|---|---|
| Porção | 1 |
| Tempo de preparo | 5 minutos |
| Tempo de cozimento | 10 a 12 minutos |

**POR PORÇÃO**

| | |
|---|---|
| Calorias | 214 |
| Proteínas | 31 gramas |
| Carboidratos | 8 gramas |
| Gorduras | 7 gramas |

¼ xícara de cebola picada
½ xícara de abobrinha em pedaços
6 claras de ovo
1 ovo grande
1 colher de sopa de queijo cheddar light em
   pedaços
Sal e pimenta-do-reino preta moída a gosto

Preaqueça o forno a 195 °C.

Passe uma fina camada de óleo numa panela de cerca de 20 centímetros que possa ir ao forno e coloque-a em fogo médio. Acrescente a cebola e a abobrinha e refogue por 2 a 3 minutos.

Bata os ovos em uma tigela grande, jogue por cima dos legumes e polvilhe com o sal e a pimenta. Cozinhe até ficar quase duro, cerca de 6 a 7 minutos. Polvilhe o queijo por cima e passe para o forno. Asse de 4 a 5 minutos ou até o queijo derreter.

## OVOS MEXIDOS COM QUEIJO

| | |
|---:|:---|
| Porção | 1 |
| Tempo de preparo | 5 minutos |
| Tempo de cozimento | 5 minutos |

| POR PORÇÃO | |
|---:|:---|
| Calorias | 235 |
| Proteínas | 33 gramas |
| Carboidratos | 11 gramas |
| Gorduras | 8 gramas |

¼ xícara de cogumelos picados
¼ xícara de pimentão picado
¼ xícara de cebola picada
6 claras de ovo
1 ovo grande
2 colheres de sopa de leite desnatado
¼ xícara de tomate picado e sem sementes
1 colher de sopa de queijo cheddar light em pedaços
Sal e pimenta-do-reino preta moída a gosto

Passe uma fina camada de óleo em uma panela ou frigideira e coloque-a no fogo médio-alto. Acrescente os cogumelos, o pimentão e a cebola; refogue até a cebola ficar transparente.

Bata em uma tigela grande os ovos e o leite, jogue-os na frigideira e mexa. Acrescente o tomate e continue a mexer. Quando os ovos estiverem quase prontos, polvilhe com o queijo, o sal e a pimenta.

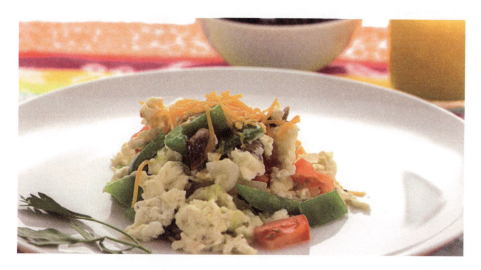

49

# OMELETE SABOROSA DE PEITO DE PERU E ESPINAFRE

| | |
|---|---|
| Porção | 1 |
| Tempo de preparo | 5 minutos |
| Tempo de cozimento | 10 minutos |

**POR PORÇÃO**

| | |
|---|---|
| Calorias | 315 |
| Proteínas | 49 gramas |
| Carboidratos | 13 gramas |
| Gorduras | 8 gramas |

½ xícara de cebola picada

½ xícara de cogumelos fatiados

85 gramas de peito de peru picado

6 claras de ovo

1 ovo grande

1 fatia de queijo light

1 xícara de espinafre

Passe uma fina camada de óleo em uma frigideira antiaderente e coloque-a no fogo médio. Coloque a cebola, os cogumelos e o peito de peru. Cozinhe por cerca de 5 minutos, depois passe-os para um prato.

Misture o ovo e as claras em uma tigela e depois passe-os para a panela.

Quando começar a dar bolhas, levante com cuidado as bordas da omelete com uma espátula para que a parte que ainda estiver líquida escorra para os cantos e cozinhe. Continue a cozinhar por 2 ou 3 minutos ou até o centro da omelete ficar seco.

Coloque a fatia do queijo no meio da omelete e, por cima, no centro, espalhe a mistura de espinafre e peito de peru. Dobre a omelete delicadamente com a espátula.

Deixe cozinhar por mais 2 minutos ou até o queijo ficar na consistência desejada e passe para o prato.

# Muffins de café da manhã

**NINGUÉM ASSOCIA FICAR** sarado a comer bolinhos, biscoitos e roscas, e com razão, pois alimentos desse tipo são cheios de carboidratos e gorduras que fazem mal, além de conter generosa quantidade de açúcar e, normalmente, sódio. Mas, caramba, essas coisas são gostosas à beça. Quem poderá nos ajudar?

Simples. Basta fazermos nós mesmos essas delícias, de modo que fiquem saudáveis. As receitas a seguir foram criadas para fazer bem ao corpo, com farelos integrais, suplementos de proteína, óleo de linhaça e claras de ovo.

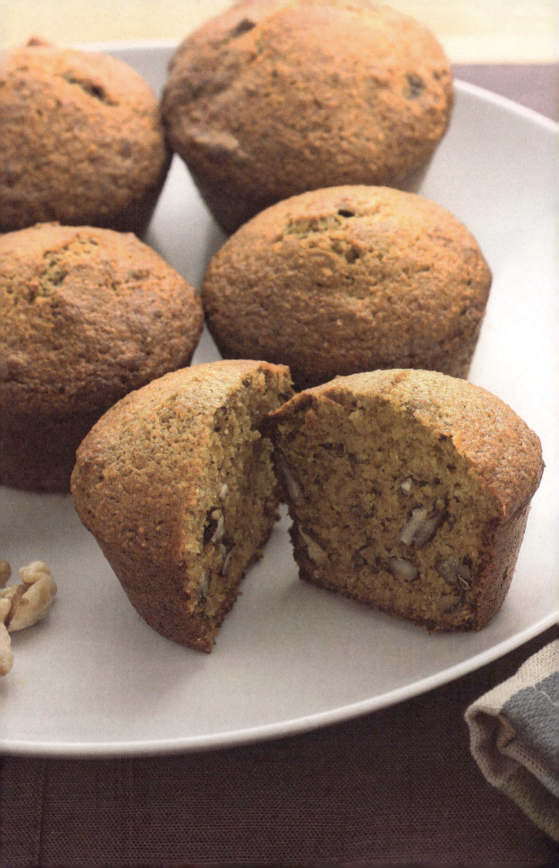

# MUFFIN PROTEICO DE NOZES E XAROPE DE BORDO*

| | |
|---:|:---|
| Porções | 12 |
| Tempo de preparo | 10 minutos |
| Tempo de cozimento | 15 a 20 minutos |

### POR PORÇÃO

| | |
|---:|:---|
| Calorias | 179 |
| Proteínas | 16 gramas |
| Carboidratos | 13 gramas |
| Gorduras | 8 gramas |

3 claras de ovo

3 colheres de sopa de óleo de noz ou manteiga derretida sem sal

¼ xícara de xarope de bordo

½ xícara de leite desnatado

½ xícara de farinha de trigo integral

¼ xícara de germe de trigo

¼ xícara de farelo de aveia

6 conchas de whey protein de chocolate

2 colheres de chá de fermento em pó

1 colher de chá de bicarbonato de sódio

½ xícara de nozes picadas

Preaqueça o forno a 195 °C.

Em uma tigela grande, coloque as claras, o óleo ou manteiga, o xarope, o leite e misture bem. Em outra tigela, misture a farinha, o germe, a aveia, o whey protein, o fermento e o bicarbonato. Misture os dois e mexa só até os ingredientes secos ficarem molhados. Coloque as nozes com cuidado e mexa delicadamente.

Unte uma forma para muffins e derrame a mistura (só ¾ de cada forminha devem ser preenchidos). Asse de 20 a 25 minutos, ou até dourar e tostar. Para ver se está pronto, insira um palito no meio de um muffin: se sair limpo, está pronto. Deixe esfriar por alguns minutos antes de tirar da forma.

*Um alimento com alta concentração de sacarose. Pode ser trocado por mel de abelhas ou eliminado da receita, se preferir algo menos doce.

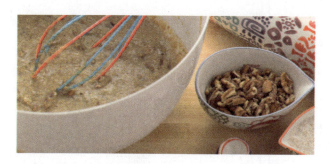
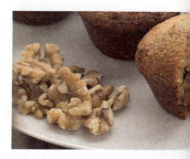

# MUFFINS DE BATATA-DOCE

| | |
|---|---|
| Porções | 8 (1 muffin por porção) |
| Tempo de preparo | 5 minutos |
| Tempo de cozimento | 20 minutos |

**POR PORÇÃO**

| | |
|---|---|
| Calorias | 110 |
| Proteínas | 15 gramas |
| Carboidratos | 11 gramas |
| Gorduras | 1 grama |

2 batatas-doces médias cozidas e descascadas

½ xícara de aveia em flocos

4 conchas de whey protein de baunilha ou chocolate

1 colher de sopa de stevia ou outro adoçante

2 claras de ovo

½ colher de chá de canela

½ colher de chá de essência de baunilha

1 colher de chá de fermento em pó

Preaqueça o forno a 195 °C.

Coloque todos os ingredientes no liquidificador e bata até ficar uniforme.

Unte uma forma para muffins e derrame a massa igualmente em dez forminhas (só ¾ de cada forminha devem ser preenchidos). Asse por mais ou menos 20 minutos ou até cozinhar. Para ver se está pronto, insira um palito no meio de um muffin: se sair limpo, está pronto. Deixe esfriar por alguns minutos antes de tirar da forma.


# MUFFINS DE MORANGO

| | |
|---|---|
| Porções | 10 (1 muffin por porção) |
| Tempo de preparo | 5 minutos |
| Tempo de cozimento | 15 a 20 minutos |

**POR PORÇÃO**

| | |
|---|---|
| Calorias | 165 |
| Proteínas | 18 gramas |
| Carboidratos | 19 gramas |
| Gorduras | 2 gramas |

1 xícara de aveia em flocos finos

1 xícara de queijo cottage light

1 colher de sopa de essência de baunilha

8 claras de ovo

14 tâmaras sem caroço

½ limão (suco)

¼ xícara de farelo de linhaça

½ colher de chá de canela

4 conchas de whey protein de chocolate ou baunilha

¾ xícara de morango

Preaqueça o forno a 220 °C.

Misture todos os ingredientes exceto o morango até que a massa fique uniforme. Coloque delicadamente o morango na massa.

Unte uma forma para muffins e derrame a massa igualmente em dez forminhas (só ¾ de cada forminha devem ser preenchidos). Asse por mais ou menos 16 minutos ou até cozinhar. Para ver se está pronto, insira um palito no meio de um muffin: se sair limpo, está pronto. Deixe esfriar por alguns minutos antes de tirar da forma.

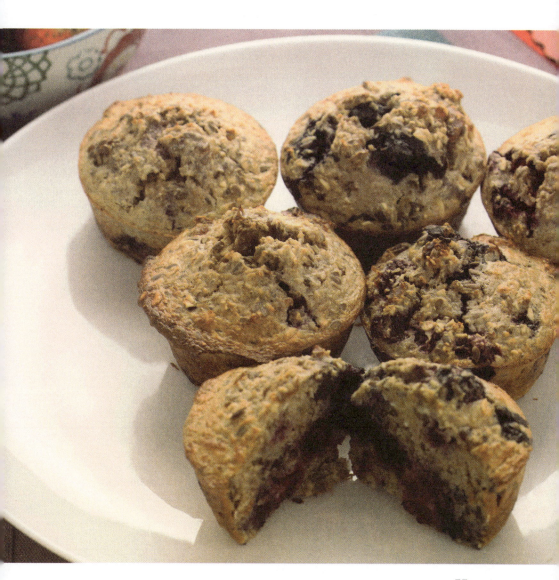

# MUFFINS DE BANANA PARA OS MÚSCULOS

| | |
|---|---|
| Porções | 3 (1 muffin por porção) |
| Tempo de preparo | 10 minutos |
| Tempo de cozimento | 15 a 20 minutos |

**POR PORÇÃO**

| | |
|---|---|
| Calorias | 271 |
| Proteínas | 17 gramas |
| Carboidratos | 32 gramas |
| Gorduras | 11 gramas |

¾ xícara de aveia em flocos

¼ xícara de farelo de aveia

1 colher de sopa de farinha de trigo integral

½ colher de chá de canela em pó

½ concha de whey protein de chocolate

¼ colher de chá de bicarbonato de sódio

6 claras de ovo

½ colher de chá de stevia ou outro adoçante

1 colher de chá de óleo de linhaça

1 banana madura grande amassada

2 colheres de sopa de nozes picadas

Preaqueça o forno a 220 °C.

Misture os primeiros seis ingredientes em uma tigela grande. Em outro recipiente, bata os ovos, a stevia e o óleo. Coloque os ingredientes secos e mexa até ficar molhado. Acrescente lentamente a banana e as nozes, tomando cuidado para não misturar demais.

Unte uma forma para muffins e derrame a mistura (só ¾ de cada forminha devem ser preenchidos). Asse mais ou menos de 15 a 18 minutos, até que a parte de cima fique dourada. Para ver se está pronto, insira um palito no meio de um muffin: se sair limpo, está pronto.

Deixe esfriar por alguns minutos antes de tirar da forma.

# Frango e peito de peru

**COMO TODO O** mundo que malha, aprendi a amar frango e peru. São carnes relativamente baratas, supermagras, cheias de proteínas e podem ser colocadas em várias receitas, adquirindo diferentes sabores (e o peru pode substituir a carne moída em vários pratos, como rocambole de carne, chili, molho de massas, hambúrguer e almôndegas).

Também dão ótimas comidas congeladas: pode-se cozinhar uma grande quantidade e manter na geladeira e, quando a fome bater, basta pegar uma porção e uma maçã — eis uma refeição rápida.

# RECEITAS COM FRANGO E PERU PARA GANHAR MASSA MUSCULAR

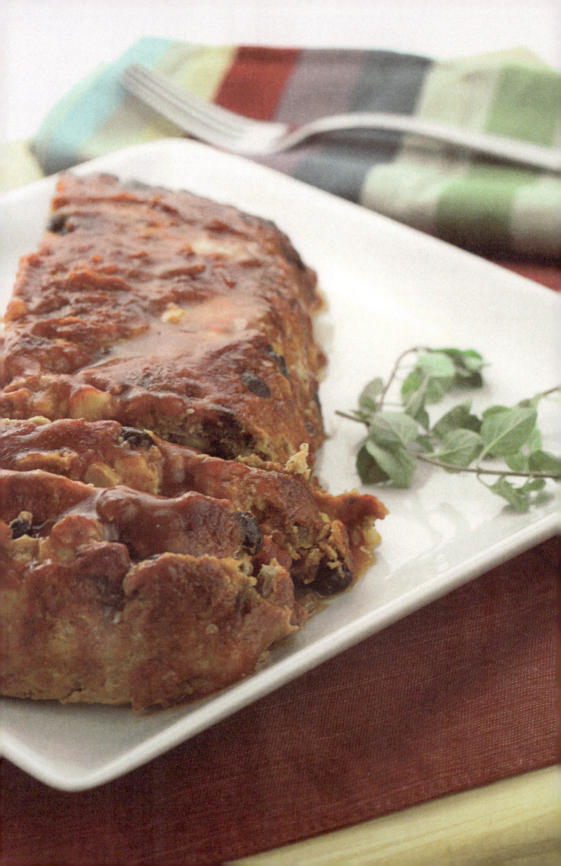

# ROCAMBOLE DE FRANGO MEXICANO

| | |
|---:|:---|
| Porções | 8 |
| Tempo de preparo | 5 a 10 minutos |
| Tempo de cozimento | 50 minutos a 1 hora |

**POR PORÇÃO**

| | |
|---:|:---|
| Calorias | 285 |
| Proteínas | 32 gramas |
| Carboidratos | 36 gramas |
| Gorduras | 3 gramas |

500 gramas de carne de peru moída

500 gramas de carne de frango moída

425 gramas de feijão preto

1 lata (425 gramas) de milho

½ vidro (115 gramas) de pimenta-malagueta verde torrada picada

1 xícara de molho de pimenta (suave).

1 pacote (30 gramas) de tempero para taco

¾ xícara de farinha de rosca

3 claras de ovo

1 lata (800 gramas) de molho *enchilhada* (ou molho de tomate, salsa, alho, cebola picada, sal, 3 colheres de farinha de trigo, 2 colheres de chá de cominho, 1 colher de pimenta fervido em 1 xicara de água.)

Sal e pimenta-do-reino preta moída a gosto

Preaqueça o forno a 220 °C e unte uma assadeira de 22 x 34 centímetros.

Em uma tigela grande, misture bem o peru, o frango, o feijão, o milho, a pimenta, o molho de salsa, o tempero para tacos, a farinha e as claras.

Molde a massa na forma de um rocambole, coloque por cima metade do molho de *enchilada* e ponha no forno por 45 minutos.

Tire do forno, coloque o restante do molho de *enchilada*, volte para o forno e asse até que a parte de dentro esteja bem quente e não tenha mais coloração rosada, de 10 a 15 minutos.

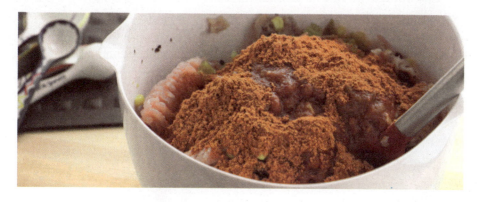

# GUISADO DE FRANGO

| | |
|---|---|
| Porções | 6 |
| Tempo de preparo | 15 minutos |
| Tempo de cozimento | 1 hora a 1 hora e 10 minutos |

**POR PORÇÃO**

| | |
|---|---|
| Calorias | 342 |
| Proteínas | 45 gramas |
| Carboidratos | 35 gramas |
| Gorduras | 3 gramas |

6 peitos de frango (170 g) desossados, sem pele e sem gordura, cortados em cubos

4 xícaras de berinjela descascada cortada em cubos de 2,5 centímetros

4 xícaras de batatas vermelhas pequenas cortadas em fatias de 2 centímetros

4 cenouras médias fatiadas

3 cebolas médias cortadas em quatro pedaços cada uma

3 ½ xícaras de caldo de galinha líquido com baixo teor de sódio

¾ xícara de salsinha fresca picada

2 colheres de sopa de folhas de tomilho fresco picadas

¼ colher de chá de sal

¼ colher de chá de pimenta-do-reino preta moída

½ xícara de água fria

2 colheres de sopa de farinha de trigo integral

Preaqueça o forno a 195 °C.

Coloque o frango, a berinjela, a batata, a cenoura, a cebola, o caldo de galinha, a salsinha, o tomilho, o sal e a pimenta em uma caçarola que possa ir ao forno. Cubra e asse por 50 minutos.

Coloque a água fria e a farinha em uma vasilha bem vedada ou em um saco selável e agite. Adicione esse conteúdo e os ingredientes restantes ao guisado e misture bem. Cubra e volte ao forno por mais 20 minutos mais ou menos, ou até as batatas ficarem macias e o frango completamente cozido.

# *FAJITAS* DE FRANGO

*Fajita* é uma carne grelhada, com molho, servida numa tortilha de farinha ou milho, como se fosse um wrap.

| | |
|---|---|
| Porções | 4 (1 *fajita* por porção) |
| Tempo de preparo | 5 minutos |
| Tempo de cozimento | 10 minutos |

**POR PORÇÃO**

| | |
|---|---|
| Calorias | 371 |
| Proteínas | 45 gramas |
| Carboidratos | 31 gramas |
| Gorduras | 8 gramas |

4 peitos de frango (170 gramas cada um) desossados, sem pele e sem gordura cortados em tiras

1 colher de sopa de molho inglês

1 colher de sopa de vinagre de maçã

1 colher de sopa de molho shoyu com baixo teor de sódio

1 colher de chá de pimenta-malagueta em pó

1 dente de alho picado

1 pitada de molho de pimenta

1 colher de sopa de óleo vegetal

1 cebola média cortada em fatias finas

1 pimentão fatiado

Sal e pimenta-do-reino preta moída a gosto

4 pães do tipo tortilha integrais (20 centímetros cada)

½ limão (suco)

Coloque o molho inglês, o vinagre, o shoyu, a pimenta-malagueta, o alho e o molho de pimenta em um tigela média. Acrescente as tiras de frango ao molho e dê uma leve mexida para que elas sejam cobertas por ele. Cubra e deixe marinar por 30 minutos (pode-se também deixar na geladeira por várias horas).

Coloque o óleo em uma frigideira grande e acenda o fogo alto. Quando estiver quente, coloque as tiras de frango e o molho e refogue por 5 ou 6 minutos. Acrescente a cebola, o pimentão, o sal e a pimenta-do-reino e continue a refogar por mais 3 ou 4 minutos ou até o frango cozinhar.

Esquente os pães na panela ou no micro-ondas. Recheie-os com a mistura e polvilhe com o suco de limão.

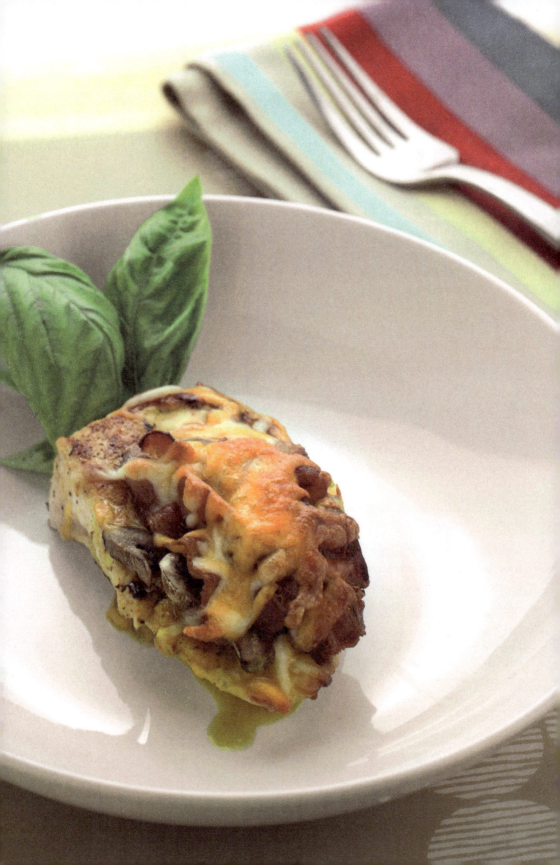

# FRANGO AUSTRALIANO

| | |
|---:|:---|
| Porções | 4 |
| Tempo de preparo | 30 minutos |
| Tempo de cozimento | 25 a 35 minutos |

**POR PORÇÃO**

| | |
|---:|:---|
| Calorias | 437 |
| Proteínas | 48 gramas |
| Carboidratos | 20 gramas |
| Gorduras | 19 gramas |

4 peitos de frango (170 gramas cada) desossados, sem pele e sem gordura e cortados em filés de cerca de 1 centímetro cada
2 colheres de sopa de tempero completo
6 fatias de bacon cortadas ao meio
¼ xícara de mostarda
¼ xícara de mel
⅛ xícara de maionese
1 colher de sopa de cebola granulada
1 colher de sopa de óleo vegetal
1 xícara de cogumelos frescos fatiados
½ xícara de queijo tipo Monterey Jack light picado
2 colheres de sopa de salsinha picada

Depois de preparar os peitos de frango, passe-os no tempero completo, cubra-os e coloque-os na geladeira por 30 minutos.

Preaqueça o forno a 195 °C.

Frite o bacon numa frigideira grande em fogo médio-alto até que ele fique crocante e deixe-o separado.

Misture em uma tigela média a mostarda, o mel, a maionese e a cebola granulada.

Esquente o óleo na frigideira no fogo médio. Coloque o frango e cozinhe-o de 3 a 5 minutos por lado ou até dourar. Transfira-o para uma assadeira de 22 x 34 centímetros e coloque o molho de mostarda e mel e uma camada de cogumelos e bacon. Polvilhe o queijo por cima.

Asse por 15 minutos ou até o queijo derreter e o caldo do frango escorrer bem. Por fim, coloque a salsinha.

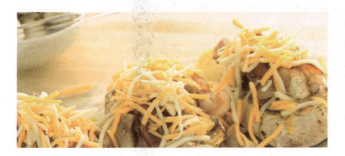
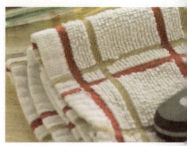

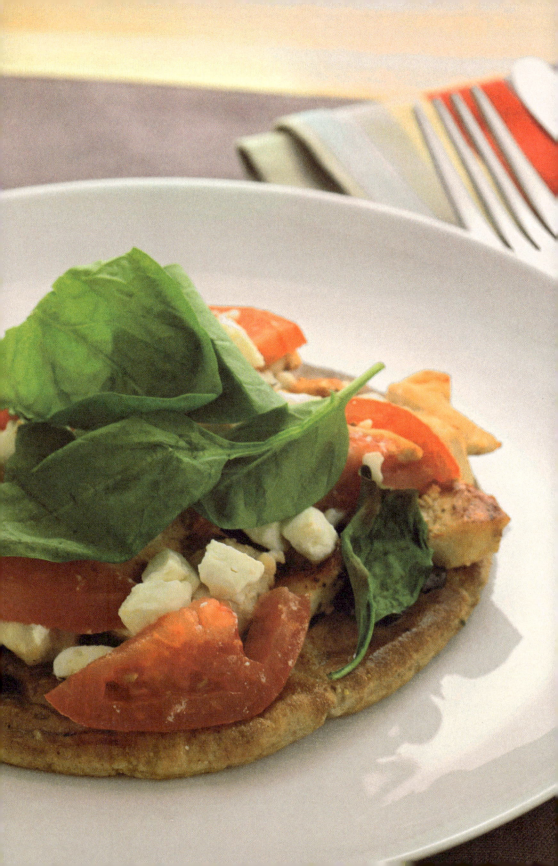

# PIZZA GREGA DE PÃO SÍRIO

| | |
|---|---|
| Porção | 1 |
| Tempo de preparo | 5 minutos |
| Tempo de cozimento | 10 a 15 minutos |

**POR PORÇÃO**

| | |
|---|---|
| Calorias | 472 |
| Proteínas | 49 gramas |
| Carboidratos | 36 gramas |
| Gorduras | 15 gramas |

1 peito de frango (170 gramas) desossado, sem pele e sem gordura

1 pão sírio integral

½ colher de sopa de azeite de oliva extravirgem

2 colheres de sopa de azeitonas fatiadas

1 colher de chá de vinagre de vinho tinto

½ dente de alho bem picado

¼ colher de chá de orégano desidratado

¼ colher de chá de manjericão desidratado

Sal e pimenta-do-reino preta moída a gosto

¼ xícara de espinafre fresco

2 colheres de sopa de queijo feta ralado

½ tomate pequeno sem sementes bem picado

Passe uma fina camada de óleo numa frigideira média e acenda-a no fogo médio. Coloque o frango e cozinhe-o de 3 a 5 minutos de cada lado. Retire do fogo e reserve.

Besunte o pão sírio de azeite, coloque-o em uma assadeira e deixe grelhar a 10 centímetros do fogo, aquecendo por 2 minutos. Enquanto isso, misture bem as azeitonas, o vinagre, o alho, o orégano, o manjericão, o sal, a pimenta e o resto do azeite em uma tigela.

Espalhe a mistura por cima do pão. Fatie o peito de frango e encerre com ele, o espinafre, o queijo e o tomate. Deixe grelhar por 3 minutos ou até o queijo atingir a consistência desejada.

# *QUESADILLAS* DE QUEIJO SUPER-RECHEADAS

| | |
|---|---|
| Porções | 2 |
| Tempo de preparo | Menos de 5 minutos |
| Tempo de cozimento | 15 minutos |

**POR PORÇÃO**

| | |
|---|---|
| Calorias | 293 |
| Proteínas | 28 gramas |
| Carboidratos | 31 gramas |
| Gorduras | 6 gramas |

1 peito de frango (170 gramas) desossado, sem pele e sem gordura

1 colher de sopa de creme de leite light

2 pães do tipo tortilha integrais (20 centímetros cada)

⅓ xícara de molho mexicano (o mesmo sugerido para *enchilhadas*, levemente batido)

1 xícara de alface picada

⅓ xícara de queijo minas light picado

Passe uma fina camada de óleo em uma caçarola média e coloque-a no fogo médio. Cozinhe o frango de 3 a 5 minutos para cada lado. Tire do fogo e deixe separado.

Passe o creme de leite em um dos pães. Fatie o peito de frango e espalhe-o por cima, cobrindo com o molho de salsa e a alface.

Polvilhe o queijo minas e cubra com o outro pão.

Passe uma fina camada e óleo em uma panela grande e cozinhe a *quesadilla* em fogo baixo por cerca de 3 minutos de cada lado. Vire-a delicadamente com uma espátula.

# RECEITAS COM FRANGO E PERU PARA SECAR

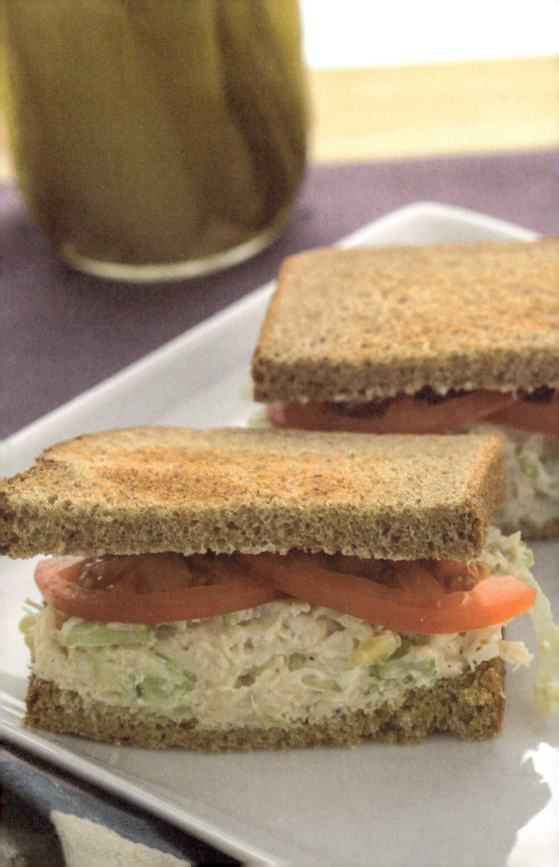

# SANDUÍCHE SUPER-RÁPIDO DE SALADA E FRANGO

| | |
|---|---|
| Porções | 2 |
| Tempo de preparo | 10 minutos |

**POR PORÇÃO**

| | |
|---|---|
| Calorias | 299 |
| Proteínas | 30 gramas |
| Carboidratos | 30 gramas |
| Gorduras | 7 gramas |

170 gramas de frango defumado em pedaços

1 talo de aipo bem picado

1 colher de sopa de cebola bem picada

1 colher de sopa de pinhão

1 colher de chá bem cheia de mostarda escura picante

1 colher de chá bem cheia de creme de leite light

1 colher de chá bem cheia de iogurte natural sem gordura

1 pitada de pimenta-do-reino preta moída

4 fatias de pão integral

2 folhas de alface

Misture em uma tigela o aipo, a cebola, o pinhão, a mostarda, o creme de leite, o iogurte e a pimenta. Acrescente o frango e mexa.

Espalhe metade da mistura em uma fatia de pão. Coloque uma folha de alface e a outra fatia. Repita o processo com o resto da mistura para fazer o outro sanduíche.

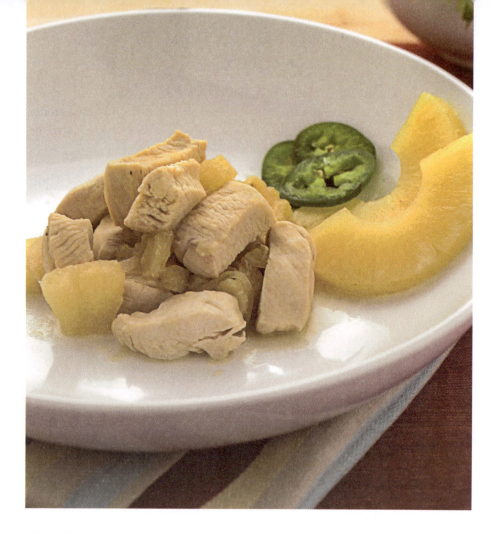

## FRANGO COM ABACAXI

| | |
|---:|:---|
| Porções | 2 |
| Tempo de preparo | 3 a 5 minutos |
| Tempo de cozimento | 10 minutos |

**POR PORÇÃO**

| | |
|---:|:---|
| Calorias | 342 |
| Proteínas | 40 gramas |
| Carboidratos | 35 gramas |
| Gorduras | 5 gramas |

2 peitos de frango (170 gramas cada) desossados, sem pele e sem gordura, cortados em cubos pequenos
1 colher de chá de azeite de oliva extravirgem
¼ xícara de cebola roxa bem picada
1 pitada de pimenta-do-reino preta moída
1 colher de sopa de suco de laranja
Pedaços pequenos (225 gramas) de abacaxi
1 banana fatiada
1 colher de chá de xarope de bordo

Coloque o azeite numa panela e refogue a cebola em fogo médio-alto. Acrescente a pimenta e frite por 1 minuto, até a cebola ficar levemente transparente.

Acrescente o frango, o suco de laranja e o abacaxi com caldo, deixe ferver e reduza para o fogo médio.

Acrescente a banana e o xarope e cozinhe por 1 ou 2 minutos.

Mexa e abaixe o fogo. Cubra e deixe cozinhar por cerca de 5 a 7 minutos, ou até o frango ficar completamente assado.

# FRANGO GRELHADO

| | |
|---|---|
| Porções | 4 |
| Tempo de preparo | 5 minutos |
| Tempo de cozimento | 10 a 15 minutos |

**POR PORÇÃO**

| | |
|---|---|
| Calorias | 253 |
| Proteínas | 41 gramas |
| Carboidratos | 8 gramas |
| Gorduras | 2 gramas |

4 peitos de frango (170 gramas cada um) desossados, sem pele e sem gordura, cortados em cubos de 5 centímetros

½ xícara de molho shoyu com baixo teor de sódio

½ xícara de xerez ou vinho branco

½ xícara de caldo de galinha líquido com baixo teor de sódio

⅓ colher de chá de gengibre em pó

1 pitada de alho granulado

½ xícara de cebolinha picada

Acenda uma frigideira pequena no fogo médio-alto. Coloque o shoyu, o vinho, o caldo de galinha, o gengibre, o alho e a cebolinha. Tire do fogo assim que ferver e separe.

Preaqueça a grelha e coloque o frango em espetos de metal ou bambu (se usar espetos de madeira, deixe de molho na água por meia hora para evitar que peguem fogo). Passe uma fina camada de óleo numa grelha e coloque os espetos nela, pincelando-os com o molho já pronto.

Deixe grelhar por 3 minutos, ou até dourar. Tire do forno, vire os espetos e coloque mais molho em cada pedaço de frango. Volte para o forno até que o frango fique bem assado e dourado.

# FRANGO AO MEL

| | |
|---|---|
| Porções | 4 |
| Tempo de preparo | 5 a 10 minutos |
| Tempo de cozimento | 25 a 35 minutos |

**POR PORÇÃO**

| | |
|---|---|
| Calorias | 199 |
| Proteínas | 40 gramas |
| Carboidratos | 10 gramas |
| Gorduras | 1 grama |

4 peitos de frango (170 gramas cada) desossados, sem pele e sem gordura

2 colheres de sopa de suco de laranja

2 colheres de sopa de mel

1 colher de sopa de suco de limão

⅛ colher de chá de sal

Preaqueça o forno a 210 °C.

Unte uma assadeira de 22 x 33 centímetros e coloque o frango. Misture numa tigela o mel, o suco de limão, o suco de laranja e o sal. Besunte os pedaços de frango com o molho.

Cubra a assadeira com papel laminado e asse por 10 minutos. Tire o papel laminado, vire os frangos e asse por mais 10 a 15 minutos, ou até que o frango esteja completamente assado e o caldo esteja claro.


# FRANGO GRELHADO COM GENGIBRE

| | |
|---|---|
| Porções | 4 |
| Tempo de preparo | 5 minutos |
| Tempo de cozimento | 10 a 15 minutos |

**POR PORÇÃO**

| | |
|---|---|
| Calorias | 247 |
| Proteínas | 41 gramas |
| Carboidratos | 5 gramas |
| Gorduras | 9 gramas |

4 peitos de frango (170 gramas cada) desossados, sem pele e sem gordura

2 colheres de sopa de óleo de canola

¼ xícara de molho shoyu com baixo teor de sódio

3 limões (suco)

¼ colher de chá de alho granulado

1 colher de chá de cebola desidratada

1 colher de sopa de gengibre em pó

Em uma tigela pequena, misture o óleo, o shoyu, o suco de limão, o alho granulado, a cebola desidratada e o gengibre em pó. Coloque o frango em um saco de vedação do tipo ziplock e derrame os temperos nele. Vede bem e coloque na geladeira para marinar por pelo menos 4 horas.

Grelhe o frango diretamente no fogo médio de 4 a 5 minutos, vire e grelhe por outros 4 a 5 minutos, ou até que o frango esteja completamente cozido.

## ALMÔNDEGAS PARA OS MÚSCULOS

| | |
|---:|:---|
| Porções | 4 (4 almôndegas por porção) |
| Tempo de preparo | 10 minutos |
| Tempo de cozimento | 20 a 25 minutos |

**POR PORÇÃO**

| | |
|---:|:---|
| Calorias | 266 |
| Proteínas | 46 gramas |
| Carboidratos | 11 gramas |
| Gorduras | 5 gramas |

700 gramas de peito de peru moído

2 claras de ovo

½ xícara de germe de trigo torrado

¼ xícara de aveia em flocos finos

1 colher de sopa de farelo de linhaça integral

1 colher de sopa de queijo parmesão ralado

½ colher de chá de tempero completo

¼ colher de chá de pimenta-do-reino preta moída

Preaqueça o forno a 220 °C. Unte uma assadeira grande.

Misture todos os ingredientes em uma tigela.

Faça 16 almôndegas e coloque-as na assadeira.

Asse por 7 minutos e vire. Asse por mais 8 a 13 minutos, ou até que o centro das almôndegas não esteja mais rosado.

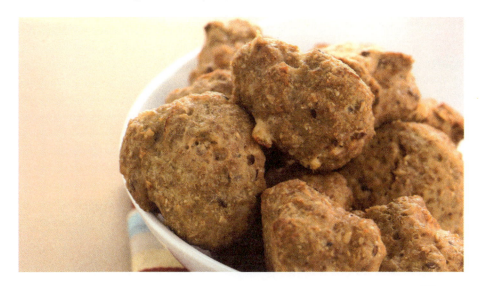

# APERITIVO DE FRANGO

| | |
|---|---|
| Porções | 4 |
| Tempo de preparo | 5 minutos |
| Tempo de cozimento | 20 a 25 minutos |

| **POR PORÇÃO** | |
|---|---|
| Calorias | 248 |
| Proteínas | 43 gramas |
| Carboidratos | 8 gramas |
| Gorduras | 6 gramas |

4 peitos de frango (170 gramas cada) desossados, sem pele e sem gordura

1 colher de chá de tempero de alho e pimenta

1 lata (170 gramas) de corações de alcachofra com caldo

1 pimentão vermelho pequeno picado

2 tomates médios picados

1 vidro (64 gramas) de azeitonas fatiadas

1 colher de sopa de manjericão fresco picado

Passe uma fina camada de óleo numa frigideira de 30 centímetros e acenda-a em fogo médio. Salpique os peitos de frango com o tempero de alho e pimenta e coloque-os na frigideira.

Cozinhe por cerca de 3 a 5 minutos, vire e cozinhe por outros 3 a 5 minutos, ou até dourar.

Misture os ingredientes restantes em uma tigela média (se os corações de alcachofra forem muito grandes, é necessário cortá-los ao meio). Besunte o frango com a mistura e continue a refogá-lo por mais 10 minutos ou até que ele esteja completamente cozido.

# FRANGO TAILANDÊS COM MANJERICÃO

| | |
|---|---|
| Porções | 4 |
| Tempo de preparo | 5 minutos |
| Tempo de cozimento | 10 a 15 minutos |

| **POR PORÇÃO** | |
|---|---|
| Calorias | 191 |
| Proteínas | 41 gramas |
| Carboidratos | 2 gramas |
| Gorduras | 3 gramas |

4 peitos de frango (170 gramas cada) desossados, sem pele e sem gordura

3 dentes de alho bem picados

2 pimentas jalapeño sem sementes bem picadas

1 colher de sopa de molho de peixe

1 colher de chá de stevia ou outro adoçante

¼ xícara de manjericão fresco picado

1 colher de sopa de hortelã fresco picado

1 colher de sopa de amendoim torrado sem sal picado

Corte cada peito de frango em cerca de 8 tiras e separe-os.

Passe uma fina camada de óleo em uma frigideira de 30 centímetros e acenda-a em fogo médio-alto. Acrescente o alho e a pimenta e refogue, mexendo constantemente até o alho dourar.

Acrescente as tiras de frango e cozinhe por 8 a 10 minutos, mexendo sempre, até que o frango esteja completamente cozido. Adicione a stevia e o molho de peixe e refogue por 30 segundos. Tire do fogo e jogue o manjericão, a hortelã e o amendoim.

# ESTROGONOFE DE FRANGO

| | |
|---|---|
| Porções | 4 |
| Tempo de preparo | 5 minutos |
| Tempo de cozimento | 15 a 20 minutos |

**POR PORÇÃO**

| | |
|---|---|
| Calorias | 245 |
| Proteínas | 50 gramas |
| Carboidratos | 11 gramas |
| Gorduras | 3 gramas |

4 peitos de frango (170 gramas cada) desossados, sem pele e sem gordura, fatiados

Sal e pimenta-do-reino preta moída a gosto

1 cebola média picada

2 colheres de sopa de alho picado

2 colheres de sopa de estragão em flocos

2 ½ xícaras de cogumelos frescos fatiados

¾ xícara de caldo de galinha líquido com baixo teor de sódio

½ caixa (225 gramas) de creme de leite sem gordura

Passe uma fina camada de óleo em uma panela de 30 centímetros e acenda o fogo médio-alto. Despeje sal e pimenta nos peitos de frango e coloque-os na panela. Cozinhe-os até dourar, cerca de 2 minutos, vire-os e repita.

Deixe os pedaços de peito de frango em um lado da panela e coloque a cebola do outro, refogando-a até amolecer. Acrescente o alho, o estragão e os cogumelos, mexa e cozinhe por mais 2 minutos.

Coloque o caldo de galinha, mexa e diminua o fogo para o baixo-médio. Coloque o creme de leite e misture o frango com o resto do molho. Refogue por mais 5 minutos, mexendo ocasionalmente, até o molho engrossar um pouco.

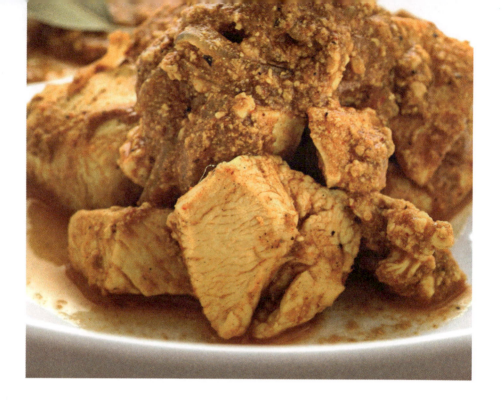

## FRANGO INDIANO AO CURRY

| | |
|---:|:---|
| Porções | 4 |
| Tempo de preparo | 10 minutos |
| Tempo de cozimento | 20 a 25 minutos |

**POR PORÇÃO**

| | |
|---:|:---|
| Calorias | 247 |
| Proteínas | 46 gramas |
| Carboidratos | 9 gramas |
| Gorduras | 3 gramas |

4 peitos de frango (170 gramas cada) desossados, sem pele e sem gordura, cortados em cubos de 2 centímetros

1 cebola pequena picada

1 dente de alho picado

3 colheres de sopa de curry em pó

1 colher de sopa de páprica

1 folha de louro

1 colher de chá de canela em pó

½ colher de chá de raiz de gengibre fresca ralada

Sal e pimenta-do-reino preta moída a gosto

1 colher de sopa de extrato de tomate

1 xícara de iogurte grego light

½ xícara de água

½ limão (suco)

½ colher de chá de pimenta-malagueta em pó

Passe uma fina camada de óleo em uma frigideira de 30 centímetros e acenda-a no fogo médio. Refogue a cebola até que ela fique transparente, depois acrescente o alho, o curry, a páprica, o louro, a canela, o gengibre, o sal e a pimenta e mexa.

Continue a mexer por 2 minutos, então acrescente o frango, o extrato de tomate, o iogurte e a água. Quando ferver, reduza o fogo e deixe cozinhar por 10 minutos. Retire a folha de louro e coloque o suco de limão e a pimenta-malagueta em pó e mexa. Cozinhe por mais 5 minutos ou até o frango assar completamente.

# FRANGO ITALIANO SIMPLES

| | |
|---|---|
| Porções | 4 |
| Tempo de preparo | 5 minutos |
| Tempo de cozimento | 20 a 25 minutos |

**POR PORÇÃO**

| | |
|---|---|
| Calorias | 281 |
| Proteínas | 40 gramas |
| Carboidratos | 5 gramas |
| Gorduras | 12 gramas |

4 peitos de frango (170 gramas cada) desossados, sem pele e sem gordura
2 colheres de sopa de azeite de oliva extravirgem
2 colheres de sopa de alho amassado
¼ xícara de farinha de rosca
¼ xícara de queijo parmesão light ralado

Preaqueça o forno a 235 °C.

Esquente o azeite e o alho no micro-ondas para misturar. Numa tigela separada, combine a farinha de rosca e o queijo parmesão. Besunte os peitos de frango com o óleo, deixando escorrer o excesso, depois empane-os na mistura de farinha e queijo.

Coloque os peitos em uma assadeira rasa, asse-os por 10 minutos, vire-os e asse por outros 10 a 15 minutos, até o centro não estar mais rosado e o caldo sair claro.

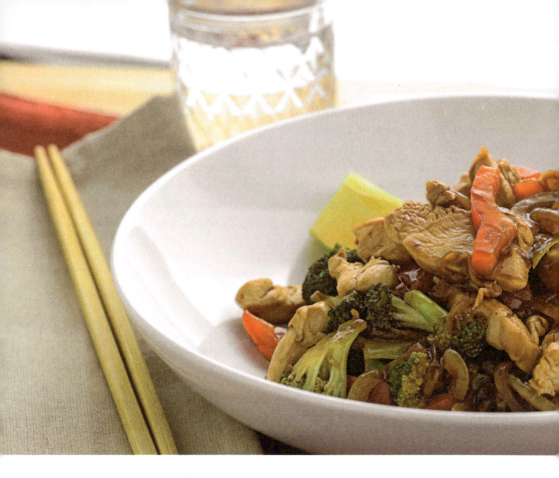

## REFOGADO DE FRANGO E LEGUMES

| | |
|---:|:---|
| Porções | 4 |
| Tempo de preparo | 5 minutos |
| Tempo de cozimento | 15 minutos |

### POR PORÇÃO

| | |
|---:|:---|
| Calorias | 200 |
| Proteínas | 42 gramas |
| Carboidratos | 6 gramas |
| Gorduras | 2 gramas |

4 peitos de frango (170 gramas cada) desossados, sem pele e sem gordura, cortados em tiras

2 colheres de sopa de vinho tinto

1 colher de sopa de molho shoyu com baixo teor de sódio

½ colher de chá de maisena

1 colher de chá de stevia ou outro adoçante

1 colher de chá de sal

2 xícaras de floretes de brócolis

1 pimentão vermelho sem sementes picado

½ xícara de cebola fatiada

Numa tigela pequena, coloque o vinho, o shoyu, a maisena, a stevia e o sal, misturando bem para dissolver a maisena.

Passe uma fina camada de óleo em uma frigideira de 30 centímetros e acenda o fogo médio. Coloque o brócolis, o pimentão e a cebola. Refogue até os legumes ficarem macios e a cebola dourada. Adicione o frango e refogue por mais 2 a 3 minutos, ou até o frango dourar.

Derrame o molho no frango e nos legumes e continue a refogar até que ele engrosse e o frango cozinhe por inteiro, de 2 a 4 minutos.

## CINCO DELICIOSAS MARINADAS DE FRANGO

Abaixo estão as receitas de 5 marinadas de frango fáceis e rápidas de preparar para mudar o sabor de qualquer uma das receitas que levam frango. Para prepará-las, simplesmente coloque os ingredientes em uma tigela e misture-os.

A melhor maneira de marinar o frango é colocá-lo junto com os temperos em um saco de vedação do tipo ziplock grande e deixar dormir na geladeira. Nesses sacos cabem cerca de 2 xícaras de marinada, suficientes para 3 a 5 peitos de frango.

## TERIYAKI

Essa marinada pode ser feita de 2 formas. A forma mais fácil é simplesmente misturar ½ xícara de molho italiano e ½ de molho teriyaki. A outra é preparar tudo por conta própria. A receita é a seguinte:

½ xícara de molho shoyu

½ xícara de água

⅛ xícara de molho inglês

1 ½ colher de sopa de vinagre branco

1 ½ colher de sopa de óleo vegetal

1 ½ colher de sopa de cebola granulada

1 colher de chá de alho granulado

½ colher de chá de gengibre em pó

Stevia a gosto

# ABACAXI

1 xícara de abacaxi amassado
⅓ xícara de molho shoyu
⅓ xícara de mel
¼ xícara de vinagre de maçã

2 dentes de alho picados
1 colher de chá de gengibre em pó
¼ colher de chá de cravo moído

# VINHO E LIMÃO

2 colheres de sopa de azeite de oliva
¼ xícara de vinho branco
2 colheres de sopa de suco de limão
   natural
2 colheres de sopa de açúcar mascavo

1 colher de sopa de tomilho fresco
1 colher de sopa de alecrim
2 dentes de alho picados
2 colheres de chá de raspa de limão

# CARNE ASSADA

¼ xícara de vinagre de vinho tinto
2 colheres de sopa de azeite de oliva
2 colher de sopa de molho madeira
   pronto
1 dente de alho picado
1 colher de chá de sálvia

1 colher de chá de segurelha (ou um mix
   de alecrim e tomilho)
½ colher de chá de sal
½ colher de chá de mostarda em pó
½ colher de chá de páprica

# LIMÃO COM PIMENTA JALAPENHO

½ xícara de suco de laranja
⅓ xícara de cebola picada
¼ xícara de suco de limão
2 colheres de sopa de mel
½ pimenta jalapenho sem sementes
   cortada em cubos

1 colher de chá de cominho
1 colher de chá de raspa de limão
¼ colher de chá de alho desidratado
1 dente de alho picado

# Carne vermelha

**É DIFÍCIL VENCER** a carne vermelha no quesito proteínas para ganhar músculos, dado que cada 100 gramas dela contêm 20 gramas de proteínas. Ela também é rica em creatina — aminoácido que auxilia a recuperação dos músculos e aumenta a força — e em ferro, que promove a saúde do sangue, além de conter vários outros nutrientes, como vitamina B12, zinco e antioxidantes.

Qual é o porcentual de gordura desejável da carne vermelha? Acima de 20% de gordura já é muito — o acém moído, por exemplo, tem mais gordura que proteína por grama, o que torna difícil seguir uma dieta razoável. É melhor procurar pelas carnes das categorias mais magras e "selecionadas", com 15% de gordura ou menos. Desde que não passem do ponto, elas ficam ótimas. Eu adoro fazer hambúrgueres rosadinhos de carnes com só 5% de gordura. Entre os cortes com menos gordura estão o filé-mignon, o lagarto, a chuleta, o patinho e o coxão duro (chã de fora).

Também recomendo enfaticamente gastar um pouco mais para comprar carne orgânica, proveniente de gado criado livre, sem hormônios e alimentado com grama. A carne comum é proveniente de animais que são entupidos de antibióticos e hormônios. Quando a consumimos, ingerimos esses produtos químicos por tabela, o que pode interferir no equilíbrio natural dos hormônios.

Além disso, quando o animal é criado em cativeiro, o alimento produzido por ele é inferior ao produzido por aqueles criados de forma livre. Galinhas criadas soltas, por exemplo, produzem ovos com maior quantidade de ácidos graxos ômega 3, e a carne de vacas criadas soltas tem maior quantidade de vitamina E e ácidos linoleicos conjugados, um tipo de gordura que promove o crescimento dos músculos e a redução da gordura, do que a de vacas criadas em cercados.

Trocando em miúdos, a carne de boi magra é uma fonte de proteínas que aumenta os níveis de testosterona e facilita o crescimento dos músculos e deve, portanto, sem dúvida, ser incluída na dieta.

# RECEITAS COM CARNE
# PARA GANHAR MASSA MUSCULAR

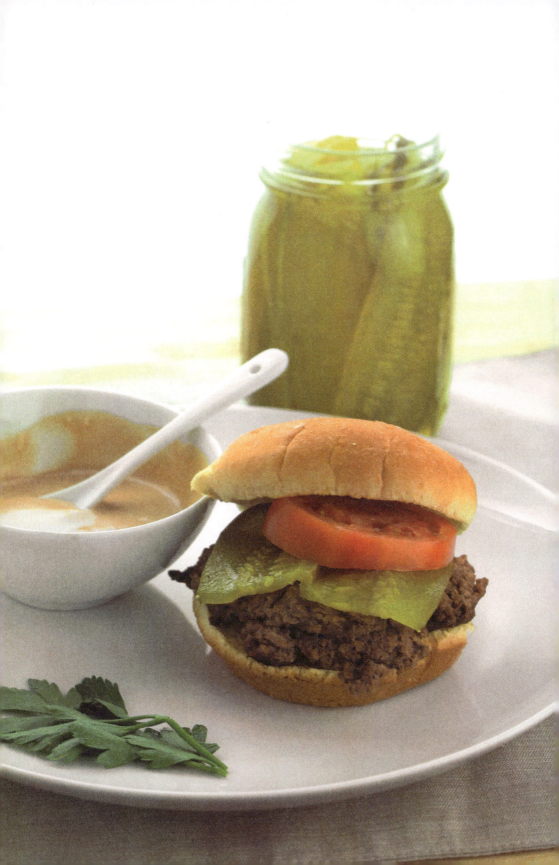

# HAMBÚRGUER SABOROSO

| | |
|---:|:---|
| Porções | 4 |
| Tempo de preparo | Menos de 5 minutos |
| Tempo de cozimento | 10 a 15 minutos |

**POR PORÇÃO**

| | |
|---:|:---|
| Calorias | 395 |
| Proteínas | 41 gramas |
| Carboidratos | 32 gramas |
| Gorduras | 12 gramas |

700 gramas de acém ou chã de fora moído sem gordura
4 colheres de sopa de mostarda Dijon
Sal e pimenta-do-reino preta moída a gosto
½ xícara de ketchup
½ xícara de maionese light
1 colher de sopa de vinagre de vinho tinto
2 colheres de chá de molho inglês
4 pães de hambúrguer integrais
4 picles bem picados

Preaqueça a grelha no fogo alto.

Em uma tigela grande, coloque a carne, a mostarda, o sal e a pimenta. Forme quatro tortinhas de tamanhos iguais e grelhe por 5 a 6 minutos por lado para ficar ao ponto.

Enquanto isso, em uma tigela grande, misture o ketchup, a maionese, o vinagre e o molho inglês.

Corte os pães ao meio e coloque-os na grelha, com a parte de dentro para baixo, por 10 segundos. Eles devem ficar levemente dourados. Por fim, coloque nos hambúrgueres o picles e o molho.

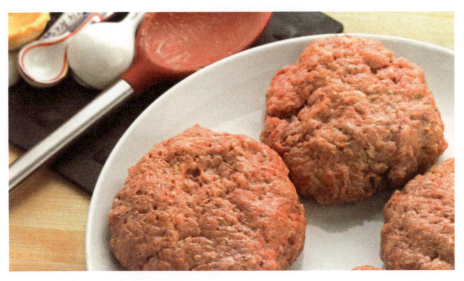

87

# BIFE COREANO GRELHADO

| | |
|---|---|
| Porções | 4 |
| Tempo de preparo | 5 minutos |
| Tempo de cozimento | Menos de 5 minutos |

**POR PORÇÃO**

| | |
|---|---|
| Calorias | 307 |
| Proteínas | 39 gramas |
| Carboidratos | 6 gramas |
| Gorduras | 13 gramas |

700 gramas de fraldinha sem gordura cortada em fatias finas

⅓ xícara de molho shoyu com baixo teor de sódio

1 colher de sopa de stevia ou outro adoçante

¼ xícara de cebolinha picada

2 colheres de sopa de alho picado

2 colheres de sopa de sementes de gergelim

1 colher de sopa de óleo de gergelim

½ colher de chá de pimenta-do-reino preta moída

Em uma tigela, combine o shoyu, a stevia, a cebolinha, o alho, a pimenta, as sementes e o óleo de gergelim. Misture bem.

Coloque a carne num saco do tipo ziplock grande, derrame a marinada e sele. Deixe na geladeira por pelo menos 1 hora.

Passe uma fina camada de óleo em uma frigideira e acenda o fogo alto. Coloque o bife e refogue até ficar completamente cozido, 1 a 2 minutos por lado.


# ROCAMBOLE DE CARNE MOLHADINHO

| | |
|---|---|
| Porções | 6 |
| Tempo de preparo | 5 a 10 minutos |
| Tempo de cozimento | 50 minutos a 1 hora |

**POR PORÇÃO**

| | |
|---|---|
| Calorias | 252 |
| Proteínas | 35 gramas |
| Carboidratos | 11 gramas |
| Gorduras | 7 gramas |

900 gramas de acém ou chã de fora moído sem gordura

1 colher de chá de sal

½ colher de chá de pimenta-do-reino preta moída

1 ovo

1 xícara de croutons

½ xícara de leite desnatado

⅓ xícara de molho madeira

1 cebola cortada em cubos

½ pimentão verde médio cortado em cubos

Preaqueça o forno em 195 °C. Unte uma forma para pão de 20 x 11 centímetros.

Coloque numa tigela grande a carne moída, o sal, a pimenta, o ovo e os croutons e misture bem. Coloque o leite, 3 colheres de sopa do molho madeira, a cebola e o pimentão.

Forme um rocambole com a mistura e transfira para a forma. Passe o resto do molho madeira por cima, coloque no forno e asse por 1 hora.

## TACOS DE BIFE MACIO

| | |
|---|---|
| Porções | 4 (2 por porção) |
| Tempo de preparo | 10 minutos |
| Tempo de cozimento | 10 minutos |

| **POR PORÇÃO** | |
|---|---|
| Calorias | 431 |
| Proteínas | 34 gramas |
| Carboidratos | 56 gramas |
| Gorduras | 10 gramas |

340 gramas de chuleta sem gordura cortada em fatias finas

½ colher de chá de cominho em pó

1 colher de chá de pimenta-malagueta em pó

3 dentes de alho picado

2 xícaras de feijão preto peneirado

1 xícara de molho mexicano (pág. 68)

8 pães integrais do tipo tortilha

1 xícara de tomate bem picado

½ xícara de cebola bem picada

1 xícara de alface picada

8 colheres de chá de queijo minas light picado

Coloque a carne em uma tigela grande junto com o cominho, a pimenta-malagueta e o alho e agite.

Passe uma fina camada de óleo em uma frigideira e acenda o fogo médio-alto. Coloque a carne e refogue por 4 a 6 minutos. Acrescente o feijão e o molho mexicano e frite até o ponto desejado.

Enquanto isso, aqueça os pães na panela ou no micro-ondas. Recheie cada um com 1/8 da massa de carne.

# YAKISOBA

| | |
|---|---|
| Porção | 1 |
| Tempo de preparo | 5 a 10 minutos |
| Tempo de cozimento | 10 a 15 minutos |

**POR PORÇÃO**

| | |
|---|---|
| Calorias | 526 |
| Proteínas | 49 gramas |
| Carboidratos | 45 gramas |
| Gorduras | 15 gramas |

170 gramas de carne magra fatiada em pedaços de 2 centímetros

1 colher de chá de óleo de gergelim

¼ xícara de ervilhas-tortas limpas

¼ xícara de brócolis

¼ xícara de cenoura picada

1 cebolinha picada

⅛ colher de chá de pimenta calabresa

½ dente de alho picado

2 colheres de sopa de molho shoyu com baixo teor de sódio

½ colher de chá de gengibre fresco ralado

60 gramas de talharim integral cozido

1 colher de chá de gergelim torrado

Esquente o óleo numa frigideira ou panela grande no fogo médio-alto. Coloque a carne e refogue por 4 a 6 minutos, ou até dourar. Tire da panela e reserve.

Coloque na panela as ervilhas, o brócolis, a cenoura, a cebolinha, a pimenta e o alho e refogue por 2 a 3 minutos. Acrescente o shoyu, o gengibre, o talharim e a carne. Mexa bem até aquecer.

Tire do fogo e polvilhe com o gergelim.

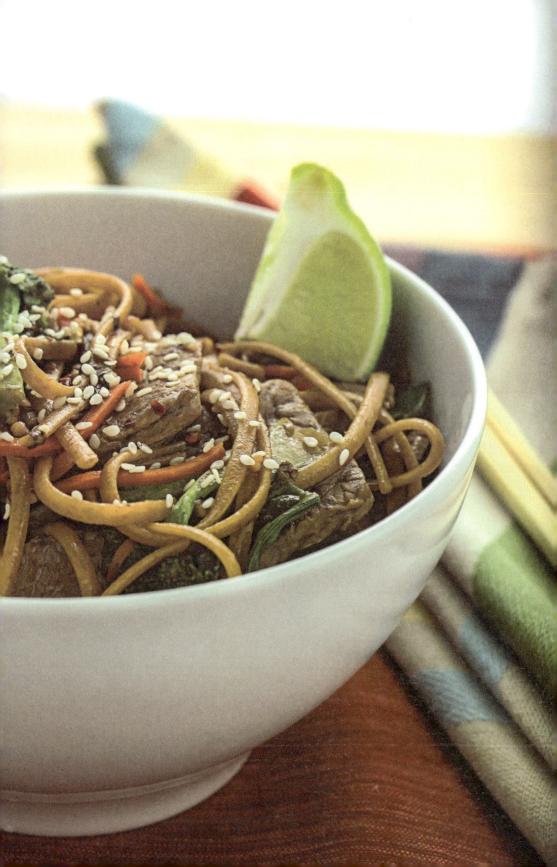

# CHILI SUPERPICANTE

| | |
|---|---|
| Porções | 12 |
| Tempo de preparo | 15 minutos |
| Tempo de cozimento | 2 horas |

### POR PORÇÃO

| | |
|---|---|
| Calorias | 474 |
| Proteínas | 44 gramas |
| Carboidratos | 38 gramas |
| Gorduras | 15 gramas |

900 gramas de chã de fora moído sem gordura

450 gramas de acém sem gordura e cortado em cubos de 0,5 centímetro

450 gramas de linguiça calabresa grossa

2 colheres de sopa de manteiga sem sal

1 colher de sopa de óleo de canola

2 pimentões vermelhos cortados em cubos

2 pimentas jalapenho picadas

3 pimentas Anaheim torradas, sem pele e picadas

3 pimentas poblano torradas, sem pele e picadas

2 cebolas cortadas em cubos

4 colheres de sopa de alho picado

2 colheres de chá de cebola granulada

2 colheres de chá de alho granulado

3 colheres de sopa de pimenta-malagueta em pó

2 colheres de chá de páprica picante

2 colheres de chá de cominho em pó

2 colheres de chá de pimenta-de-caiena

2 colheres de chá de coentro em pó

2 colheres de chá de sal

2 colheres de chá de pimenta-do-reino preta moída

1 xícara de extrato de tomate

2 xícaras de molho de tomate

1 garrafa (355 mililitros) de cerveja do tipo lager

1 xícara de caldo de galinha com baixo teor de sódio

450 gramas de feijão carioquinha pronto com caldo

450 gramas de feijão roxinho pronto com caldo

½ xícara de cebolinha bem picada

Coloque uma panela funda ou uma caçarola em fogo alto e despeje a manteiga e o óleo de canola. Quando a manteiga derreter, acrescente os pimentões, as pimentas jalapenho, as pimentas Anaheim e a cebola. Cozinhe até amaciar, por 5 minutos.

Acrescente os cubos de acém e doure de todos os lados. Misture o chã de fora, a linguiça e o alho e mexa delicadamente, tentando não desagregar muito a carne moída. Cozinhe até que a carne doure e fique completamente cozida, de 7 a 10 minutos.

Jogue a cebola granulada, o alho granulado, a pimenta-malagueta, a páprica, o cominho, a pimenta-de-caiena, o coentro, o sal e a pimenta-do-reino, mexa e deixe cozinhar por 1 minuto. Coloque o molho e o extrato de tomate, mexa e deixe cozinhar por mais 2 minutos. Acrescente a cerveja, o caldo de galinha e os feijões. Mexa bem, diminua o fogo para o médio-baixo e deixe cozinhar por 2 horas, mexendo de vez em quando. Sirva com a cebolinha por cima

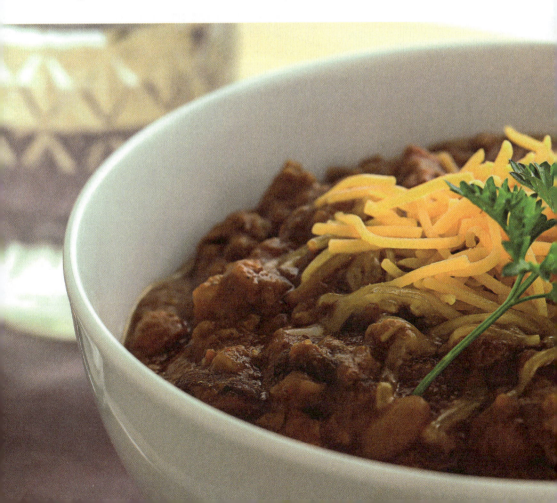

# ESTROGONOFE DE CARNE

| | |
|---|---|
| Porções | 4 |
| Tempo de preparo | 10 minutos |
| Tempo de cozimento | 1 hora a 1 hora e 10 minutos |

**POR PORÇÃO**

| | |
|---|---|
| Calorias | 322 |
| Proteínas | 30 gramas |
| Carboidratos | 9 gramas |
| Gorduras | 19 gramas |

450 gramas de filé-mignon sem gordura fatiado

¼ colher de chá de sal

¼ colher de chá de pimenta-do-reino preta moída

4 colheres de sopa de manteiga sem sal

½ cebola média fatiada

2 colheres de sopa de maisena

300 gramas de caldo de carne líquido

½ colher de chá de mostarda Dijon

1 dente de alho picado

½ colher de sopa de molho inglês

115 gramas de cogumelos fatiados peneirados

3 colheres de sopa de creme de leite light

3 colheres de sopa de cream cheese light

3 colheres de sopa de vinho branco

Tempere a carne com o sal e a pimenta e derreta a manteiga numa panela grande em fogo médio. Coloque a carne e cozinhe até que todos os lados escureçam. Arraste-a para um dos lados da panela.

Acrescente a cebola e cozinhe-a de 3 a 5 minutos, até ela ficar macia, e deixe-a de lado junto com o filé. Misture a maisena com 2 colheres de sopa do caldo de carne e derrame na panela, misturando com o caldo para dissolver.

Jogue o restante do caldo de carne e deixe ferver, mexendo sempre. Diminua o fogo, jogue a mostarda, o alho e o molho inglês e mexa. Cubra com uma tampa que se ajuste bem à panela e deixe cozinhar por 45 minutos a 1 hora, até a carne ficar no ponto desejado.

Em torno de 5 minutos antes do filé ficar pronto, coloque os cogumelos, o creme de leite, o cream cheese e o vinho branco. Mexa bem e deixe o filé cozinhar no molho.

# RECEITAS COM CARNE
## PARA SECAR

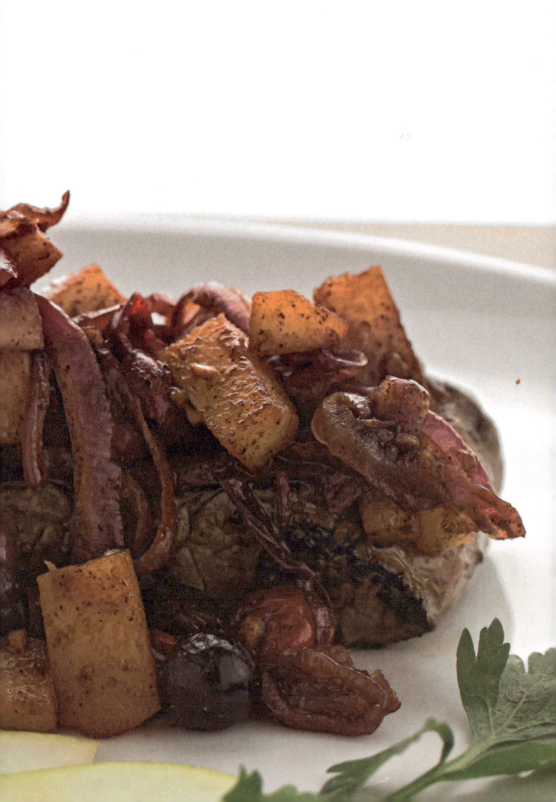

# FILÉ AO MOLHO DE PERA

Porções | 4
Tempo de preparo | 10 minutos
Tempo de cozimento | 15 a 20 minutos

**POR PORÇÃO**

Calorias | 237
Proteínas | 25 gramas
Carboidratos | 21 gramas
Gorduras | 5 gramas

4 bifes de filé-mignon (cerca de 115 gramas cada) de mais ou menos 2,5 centímetros de largura, sem gordura

½ cebola vermelha grande bem picada

2 dentes de alho bem picados

2 colheres de sopa de vinho tinto seco ou suco de uva

2 peras maduras, duras, descascadas e cortadas em cubos

½ xícara de mirtilo ou frutas vermelhas frescas ou em polpa congelada

2 colheres de sopa de açúcar mascavo

½ colher de chá de uma mistura de 2 pitadas de gengibre, 1 pitada de cravo e 1 pitada de noz-moscada

Passe uma fina camada de óleo em uma panela média em fogo médio-alto. Coloque a cebola, o alho e o vinho e refogue por mais ou menos 3 minutos, até a cebola ficar macia, mas não dourada.

Acrescente a pera, o mirtilo (ou outra fruta vermelha), o açúcar mascavo e a mistura de temperos. Reduza para o fogo médio. Cozinhe sem tampar por cerca de 10 minutos, mexendo frequentemente até o mirtilo começar a se desfazer. Passe o molho para uma tigela e reserve.

Volte o fogo para o médio e coloque a carne na panela. Cozinhe por 4 minutos de cada lado para ficar ao ponto. Sirva com o chutney.

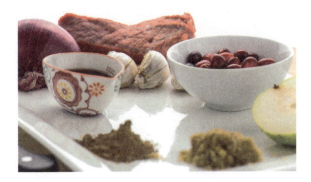
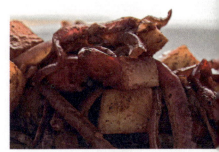

# FILÉ AO MOLHO TERIYAKI

| | |
|---|---|
| Porções | 4 |
| Tempo de preparo | 5 minutos (2 horas para marinar) |
| Tempo de cozimento | 10 minutos |

**POR PORÇÃO**

| | |
|---|---|
| Calorias | 193 |
| Proteínas | 25 gramas |
| Carboidratos | 11 gramas |
| Gorduras | 5 gramas |

4 bifes de contrafilé sem gordura (170 gramas cada)

⅓ xícara de molho shoyu com baixo teor de sódio

2 colheres de sopa de melaço

2 colheres de chá de mostarda Dijon

3 dentes de alho picados

2 colheres de chá de gengibre em pó

Sal e pimenta-do-reino preta moída a gosto

Em uma tigela pequena, coloque o shoyu, o melaço, a mostarda, o alho e o gengibre. Bata até misturar.

Coloque os bifes em um saco do tipo ziplock grande, polvilhe com o sal e a pimenta, despeje a marinada e ponha na geladeira por pelo menos 2 horas, balançando de vez em quando.

Unte a grelha e acenda-a no fogo alto. Quando ficar quente, coloque os bifes, deixe grelhar sem mexer por 4 minutos, vire e grelhe por mais 4 a 6 minutos, dependendo do ponto desejado.

# FILÉ PICANTE COM PIMENTA

| | |
|---|---|
| Porções | 4 |
| Tempo de preparo | 5 minutos |
| Tempo de cozimento | 15 a 20 minutos |

**POR PORÇÃO**

| | |
|---|---|
| Calorias | 165 |
| Proteínas | 24 gramas |
| Carboidratos | 4 gramas |
| Gorduras | 5 gramas |

4 bifes de filé-mignon (cerca de 115 gramas cada) de mais ou menos 2,5 centímetros de largura sem gordura

3 colheres de sopa de ketchup

3 colheres de sopa de água

¾ colher de chá de molho shoyu com baixo teor de sódio

½ pimentão verde médio cortado em tiras finas

1 cebola pequena bem picada

Pimenta-do-reino preta em grãos a gosto

Coloque o filé num saco plástico e bata nele com o rolo de macarrão ou o martelo de carne para amaciá-lo.

Em uma tigela pequena, coloque o ketchup, a água e o shoyu e misture bem.

Passe uma fina camada de óleo em uma frigideira de 25 centímetros e acenda-a em fogo médio. Cozinhe os filés por 3 minutos, virando uma vez. Adicione o pimentão e a cebola e refogue. Acrescente a mistura e reduza para o fogo baixo. Cubra e deixe cozinhar por 12 minutos ou até o filé ficar na consistência desejada.

Tire a carne da panela e deixe-a separada. Aumente o fogo, coloque a pimenta-do-reino no molho, mexa e deixe ferver. Ferva por 2 minutos, mexendo sempre até o molho ficar levemente grosso. Despeje sobre o filé e sirva.

## CONTRAFILÉ APIMENTADO

| Porções | 4 (2 espetinhos por porção) |
| Tempo de preparo | 5 a 10 minutos (2 horas para marinar) |
| Tempo de cozimento | 10 a 15 minutos |

**POR PORÇÃO**

| Calorias | 213 |
| Proteínas | 37 gramas |
| Carboidratos | 4 gramas |
| Gorduras | 7 gramas |

4 bifes de contrafilé sem gordura (170 gramas cada)

1 limão (suco)

1 colher de sopa de alho bem picado

1 colher de chá de orégano

1 colher de chá de cominho em pó

2 colheres de sopa de molho adobo de pimenta em lata

2 colheres de sopa de pimenta chipotle em molho adobo

Sal e pimenta-do-reino preta moída a gosto

Em uma tigela pequena, misture o suco de limão, o alho, o orégano, o cominho e o molho adobo. Acrescente a pimenta chipotle e misture bem.

Polvilhe sal e pimenta-do-reino na carne, coloque-a em um saco do tipo ziplock e despeje a marinada. Coloque na geladeira por pelo menos 2 horas, mexendo de vez em quando.

Preaqueça a grelha em fogo alto. Unte-a e, quando aquecer, coloque os bifes. Grelhe por 4 a 5 minutos de cada lado, até o ponto desejado.

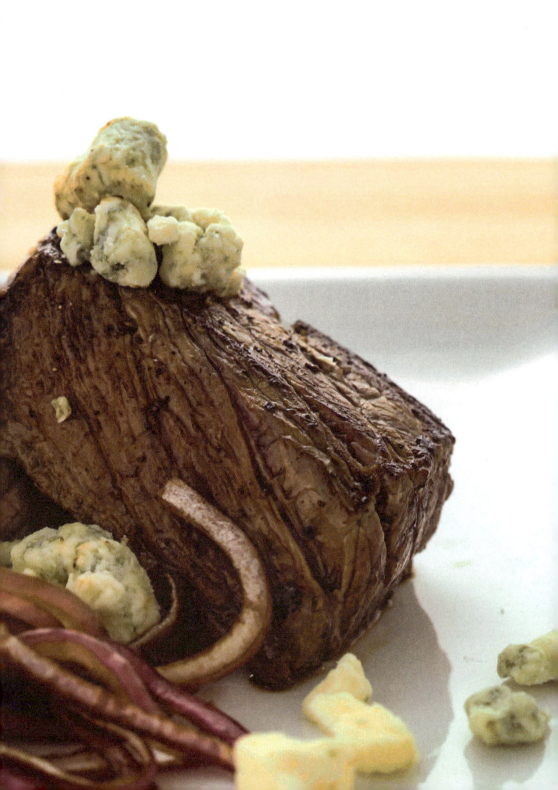

# FILÉ AO MOLHO GORGONZOLA COM CEBOLAS AO BALSÂMICO

| | |
|---:|:---|
| Porções | 4 |
| Tempo de preparo | 2 a 3 minutos |
| Tempo de cozimento | 15 a 20 minutos |

**POR PORÇÃO**

| | |
|---:|:---|
| Calorias | 276 |
| Proteínas | 37 gramas |
| Carboidratos | 7 gramas |
| Gorduras | 9 gramas |

4 bifes de filé-mignon sem gordura (170 gramas cada)
¾ colher de chá de sal
¾ colher de chá de pimenta-do-reino preta moída
1 cebola vermelha grande bem picada
¼ xícara de vinagre balsâmico
2 colheres de sopa de queijo gorgonzola ou queijo azul bem picado

Preaqueça o forno a 210 °C. Besunte cada bife, por igual, com ½ colher de chá de sal e pimenta e deixe-os separados.

Unte uma assadeira. Coloque as cebolas em uma tigela, acrescente o vinagre e o restante do sal e da pimenta e balance para misturar, depois passe para a assadeira.

Coloque no forno e asse por 20 minutos, ou até a cebola ficar macia. Mexa de vez em quando para não queimar. Tire do forno e separe.

Enquanto isso, passe uma fina camada de óleo em uma frigideira grande e acenda o fogo médio-alto. Jogue os filés e cozinhe por 5 a 7 minutos de cada lado ou até ficar no ponto desejado. Coloque por cima dos filés, por igual, o queijo e a cebola.

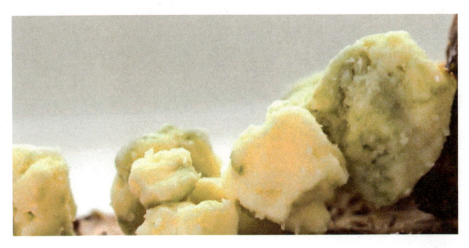

# ESPETO DE FILÉ TAILANDÊS

| | |
|---:|:---|
| Porções | 4 (2 espetos por porção) |
| Tempo de preparo | 5 a 10 minutos (2 horas para marinar) |
| Tempo de cozimento | 10 minutos |

**POR PORÇÃO**

| | |
|---:|:---|
| Calorias | 159 |
| Proteínas | 24 gramas |
| Carboidratos | 2 gramas |
| Gorduras | 5 gramas |

450 gramas de filé-mignon sem gordura cortado em cubos de 5 centímetros

2 colheres de sopa de suco de limão

1 colher de sopa de molho shoyu com baixo teor de sódio

1 colher de sopa de alho picado

1 colher de chá de pimenta calabresa

1 colher de chá de pimenta-do-reino preta moída

Misture em uma tigela média o suco de limão, o shoyu, o alho, a pimenta calabresa e a pimenta-do-reino. Coloque a carne em um saco do tipo ziplock e derrame a marinada. Deixe na geladeira por pelo menos 2 horas, balançando de vez em quando.

Preaqueça a grelha no fogo alto. Distribua a carne por igual em 8 espetinhos e coloque-os na grelha quente. Vire-os a cada 1 ou 2 minutos para que todos os lados fiquem dourados.

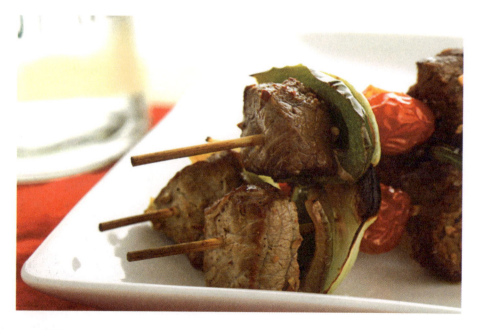

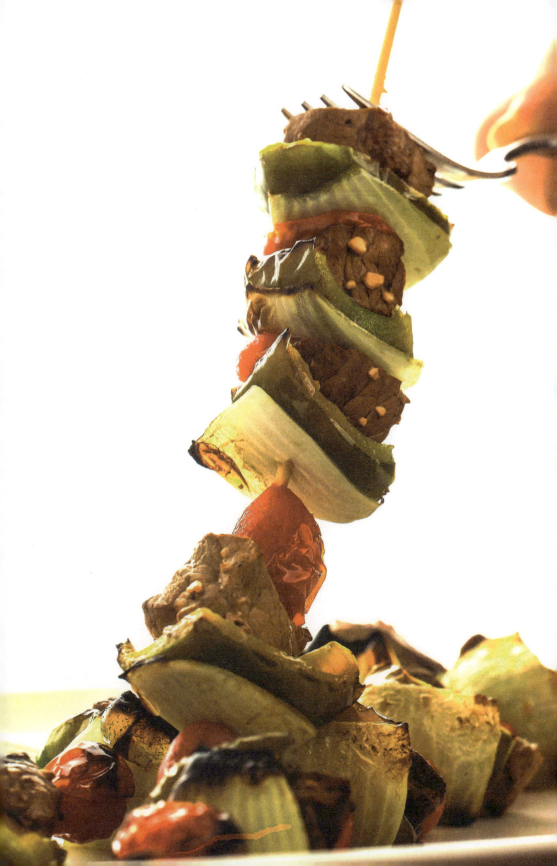

# BIFE SALISBURY

| | |
|---|---|
| Porções | 5 |
| Tempo de preparo | 5 a 10 minutos |
| Tempo de cozimento | 15 minutos |

**POR PORÇÃO**

| | |
|---|---|
| Calorias | 199 |
| Proteínas | 25 gramas |
| Carboidratos | 12 gramas |
| Gorduras | 5 gramas |

450 gramas de acém ou chã de fora sem gordura moído

3 xícaras de cogumelos frescos fatiados

¼ xícara de farinha de rosca

2 claras de ovo

¼ xícara de leite desnatado

¼ colher de chá de folhas de tomilho

3 colheres de sopa de ketchup

340 gramas de molho madeira sem gordura

Corte 1 xícara dos cogumelos bem picados e separe as outras 2. Numa tigela média, misture esses cogumelos picados, a carne moída, a farinha de rosca, as claras de ovo, o leite desnatado, o tomilho e uma colher de sopa de ketchup.

Misture bem e forme 5 tortinhas ovais de carne com um pouco menos de 2 centímetros de largura cada uma.

Passe uma fina camada de óleo em uma frigideira e acenda o fogo médio. Coloque as tortinhas e frite-as de 2 a 3 minutos, vire-as e frite por mais 2 a 3 minutos, ou até dourar.

Acrescente as 2 xícaras restantes de cogumelos, as 2 colheres de sopa de ketchup e o molho. Deixe ferver e reduza o fogo. Cubra e deixe cozinhar por 5 a 10 minutos, até a carne ficar no ponto desejado.

# Carne de porco

**EMBORA SE CRITIQUE** muito a carne de porco em geral por seu alto teor de gordura (sobretudo a costela e o bacon), o lombo é uma ótima carne, pois é rico em proteína, tem pouca gordura, é versátil em termos de preparação, além de ser uma boa fonte de vitaminas do complexo B, de niacina e de vários minerais, como magnésio, ferro e zinco.

Tanto na dieta para secar quanto na dieta para ganhar músculos, a carne de porco é uma excelente alternativa à carne de boi, de frango e ao peixe.

Todas as receitas nesta parte do livro são boas tanto para secar quanto para ganhar massa muscular, pois têm relativamente poucas calorias.

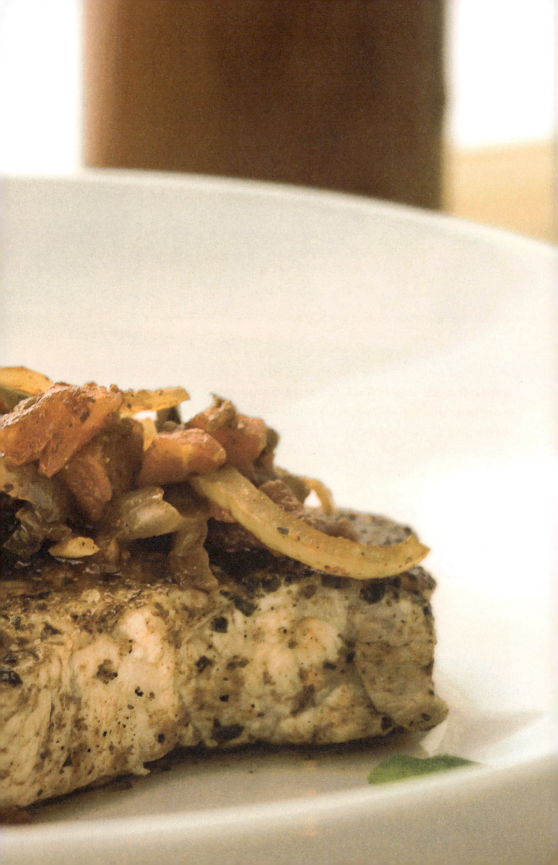

# COSTELETA PICANTE

| | |
|---|---|
| Porções | 4 |
| Tempo de preparo | 10 minutos |
| Tempo de cozimento | 15 a 20 minutos |

**POR PORÇÃO**

| | |
|---|---|
| Calorias | 194 |
| Proteínas | 33 gramas |
| Carboidratos | 7 gramas |
| Gorduras | 4 gramas |

4 peças de costela de porco (140 gramas cada) sem gordura de cerca de 1 centímetro de largura cada
2 colheres de chá de tempero com pimenta
½ cebola média fatiada
1 pimenta jalapenho sem sementes bem picada
410 gramas de tomate cortado em cubos com caldo

Besunte com o tempero de pimenta os dois lados de cada peça de costela. Passe uma fina camada de óleo numa frigideira antiaderente de 30 centímetros e coloque em fogo médio-alto.

Acrescente a cebola e a pimenta jalapenho, refogue-as por 2 minutos, até que fiquem levemente macias, e arraste-as para um lado da frigideira. Do outro lado, coloque as costelas. Frite-as por 3 minutos, virando uma vez para dourar por igual.

Adicione os tomates, deixe ferver, reduza o fogo e tampe. Cozinhe por 6 a 8 minutos ou até o centro das costelas perder o tom rosado.

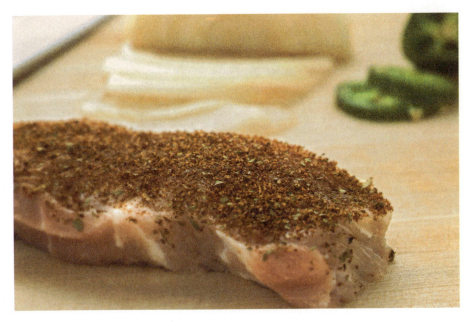

# COSTELETA AO MOLHO DE MOSTARDA E AMEIXA

| | |
|---|---|
| Porções | 4 |
| Tempo de preparo | 5 minutos |
| Tempo de cozimento | 10 minutos |

**POR PORÇÃO**

| | |
|---|---|
| Calorias | 195 |
| Proteínas | 32 gramas |
| Carboidratos | 7 gramas |
| Gorduras | 4 gramas |

4 peças de costela de porco (140 gramas cada) sem gordura de cerca de 1 centímetro de largura cada

¼ colher de chá de sal

¼ colher de chá de pimenta-do-reino preta moída

¼ xícara de molho de ameixa Umeboshi ou geleia de damasco

4 colheres de chá de mostarda

Passe uma fina camada de óleo numa frigideira antiaderente de 25 centímetros e acenda-a no fogo médio-alto. Esfregue o sal e a pimenta nas costelas e coloque-as na frigideira. Cozinhe por 3 minutos de cada lado, até que o centro delas perca o tom rosado.

Misture a mostarda e o molho de ameixa em uma tigela pequena. Despeje por cima das costelas e sirva.

# COSTELETA À MILANESA

| | |
|---|---|
| Porções | 4 |
| Tempo de preparo | 5 minutos |
| Tempo de cozimento | 10 a 12 minutos |

**POR PORÇÃO**

| | |
|---|---|
| Calorias | 246 |
| Proteínas | 41 gramas |
| Carboidratos | 9 gramas |
| Gorduras | 5 gramas |

4 peças de costela de porco (170 gramas cada) desossadas e sem gordura, com cerca de 1 centímetro de largura cada

¼ xícara de leite desnatado

¼ xícara de queijo parmesão light ralado

¼ xícara de farinha de rosca

¼ colher de chá de sal

⅛ colher de chá de pimenta

¼ colher de chá de alho granulado

Preaqueça o forno a 210 °C.

Coloque o leite em uma tigela e o queijo, a farinha, o sal e a pimenta em outra. Mergulhe as costeletas no leite, depois empane-as com a mistura da outra tigela.

Unte uma assadeira e coloque as costeletas nela. Coloque no forno e asse por 9 a 11 minutos de cada lado, ou até ficar no ponto desejado.

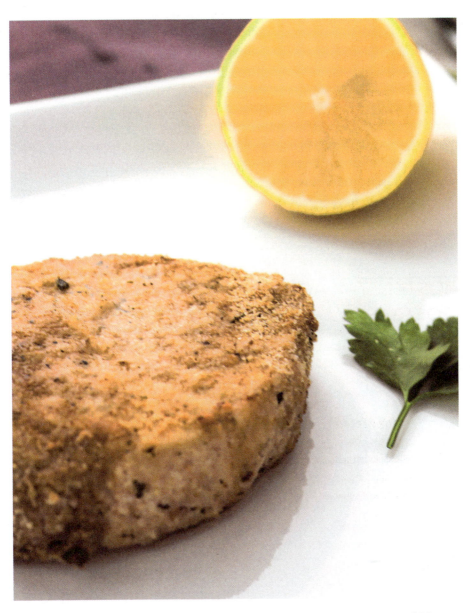

# LOMBINHO À ITALIANA

| | |
|---|---|
| Porções | 4 |
| Tempo de preparo | 2 a 5 minutos |
| Tempo de cozimento | 30 a 35 minutos |

**POR PORÇÃO**

| | |
|---|---|
| Calorias | 230 |
| Proteínas | 39 gramas |
| Carboidratos | — |
| Gorduras | 8 gramas |

2 lombinhos de porco sem gordura (340 gramas cada)

1 colher de sopa de azeite de oliva extravirgem

½ colher de chá de sal

¼ colher de chá de pimenta-do-reino preta moída

½ colher de chá de sementes de erva-doce amassadas

1 dente de alho bem picado

Preaqueça o forno a 210 °C e unte uma assadeira.

Coloque numa tigela pequena o azeite e os temperos e amasse-os com o cabo de uma colher até formar uma pasta. Coloque o lombinho na assadeira e aplique a pasta uniformemente sobre ele.

Coloque no forno e asse de 25 a 35 minutos ou até o ponto desejado. Eu prefiro que o centro da carne fique um pouco rosado.

# COSTELETAS AO MOLHO DE TANGERINA

| | |
|---|---|
| Porções | 4 |
| Tempo de preparo | Menos de 5 minutos |
| Tempo de cozimento | 20 a 25 minutos |

**POR PORÇÃO**

| | |
|---|---|
| Calorias | 229 |
| Proteínas | 39 gramas |
| Carboidratos | 7 gramas |
| Gorduras | 4 gramas |

4 peças de costela de porco (170 gramas cada) desossadas e sem gordura de cerca de 1 centímetro de largura cada

Sal e pimenta-do-reino preta moída a gosto

300 gramas de tangerina descascada

½ colher de chá de cravo moído

Polvilhe pressionando um pouco de sal e pimenta nas peças de costela. Passe uma fina camada de óleo numa frigideira e aqueça em fogo médio-alto.

Coloque as peças e doure-as dos dois lados. Coloque as tangerinas por cima e polvilhe com o cravo. Cubra com uma tampa que vede bem a panela e reduza o fogo. Cozinhe de 20 a 25 minutos, ou até a carne atingir o ponto desejado.

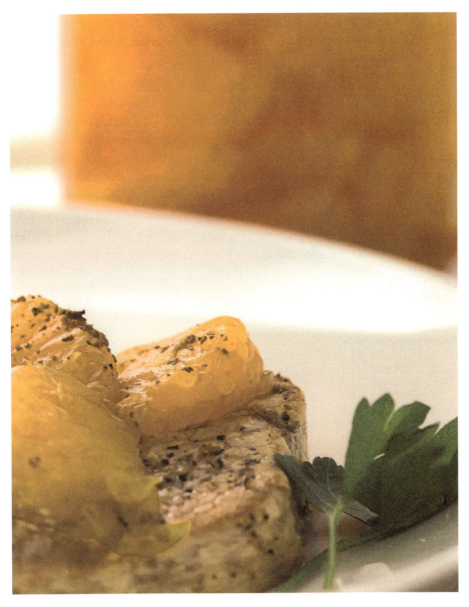

# BISTECA REFOGADA

| | |
|---|---|
| Porções | 4 |
| Tempo de preparo | 5 minutos |
| Tempo de cozimento | 4 a 5 horas, ou até ficar macio |

**POR PORÇÃO**

| | |
|---|---|
| Calorias | 359 |
| Proteínas | 32 gramas |
| Carboidratos | 13 gramas |
| Gorduras | 20 gramas |

4 peças de bisteca (225 gramas cada)

1 colher de chá de alho granulado

½ colher de chá de sal

½ colher de chá de pimenta-do-reino preta moída

2 xícaras de ketchup

2 colheres de sopa de açúcar mascavo

Esfregue nas peças de carne, fazendo pressão, o alho, o sal e a pimenta.

Despeje uma fina camada de óleo em uma frigideira grande e coloque em fogo médio-alto. Ponha as bistecas e doure-as dos dois lados.

Misture o ketchup e o açúcar mascavo em uma tigela pequena. Coloque metade do molho em uma panela de cozimento lento. Acrescente as bistecas e introduza o restante do molho por cima delas. Tampe e cozinhe em fogo baixo por 4 a 5 horas, ou até que a carne esteja no ponto desejado. Coloque um pouco de molho por cima.

# Peixes e frutos do mar

**OS PEIXES SÃO** uma excelente fonte de proteínas, pois são saudáveis e ricos em ácidos graxos ômega 3, que combatem inflamações, doenças cardíacas e artrites, além de até mesmo melhorar a função cerebral. Entre os meus favoritos estão o atum, o halibute, a tilápia, o dourado e o salmão.

Quando for comprar peixes, escolha aqueles que não têm cheiro de peixe. O peixeiro vai dizer outra coisa, mas quando os peixes estão frescos eles têm um agradável odor marinho, não aquele cheiro forte comum.

Uma dica rápida para a hora de cozinhar, por cada centímetro de largura do peixe, medido na parte mais larga dele, é preciso assá-lo por 3 a 4 minutos.

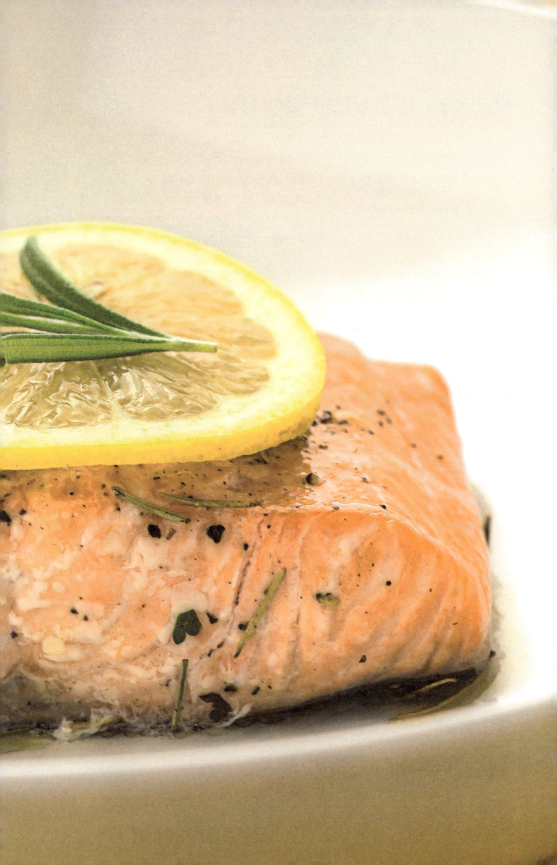

# FILÉ DE SALMÃO AO MOLHO DE LIMÃO E ALECRIM

| | |
|---|---|
| Porções | 4 |
| Tempo de preparo | 15 minutos marinando |
| Tempo de cozimento | 15 a 20 minutos |

**POR PORÇÃO**

| | |
|---|---|
| Calorias | 273 |
| Proteínas | 34 gramas |
| Carboidratos | — |
| Gorduras | 14 gramas |

4 filés de salmão (170 gramas cada)
1 colher de sopa de suco de limão
½ colher de chá de alecrim desidratado
1 colher de sopa de azeite de oliva extravirgem
Sal e pimenta-do-reino preta moída a gosto

Preaqueça o forno a 195 °C. Coloque o suco de limão, o alecrim e o azeite em uma assadeira média.

Tempere os filés de salmão com o sal e a pimenta. Coloque-os na assadeira e vire-os para despejar o caldo. Deixe marinar de 10 a 15 minutos.

Cubra com papel laminado e asse por cerca de 20 minutos ou até que o peixe desmanche facilmente ao se inserir um garfo nele.

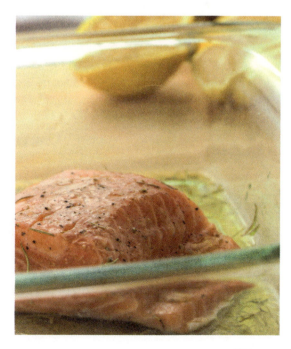

# FILÉ DE SALMÃO COM TOMATE SECO

| | |
|---|---|
| Porções | 4 |
| Tempo de preparo | 5 minutos |

**POR PORÇÃO**

| | |
|---|---|
| Calorias | 298 |
| Proteínas | 35 gramas |
| Carboidratos | 2 gramas |
| Gorduras | 16 gramas |

4 filés de salmão (170 gramas cada) cozidos

¼ xícara de tomate seco fatiado

1 colher de chá de salsa desidratada

2 dentes de alho picados

1 colher de sopa de azeite de oliva extravirgem

Sal e pimenta-do-reino preta moída a gosto

Bata o tomate seco, a salsa e o alho em um processador de alimentos até formar uma pasta. Acrescente o sal e a pimenta e derrame o azeite.

Para servir, coloque a mistura por cima de cada filé de salmão.

# POSTA DE ATUM AO MOLHO DE WASABI

| | |
|---|---|
| Porções | 4 |
| Tempo de preparo | Menos de 5 minutos |
| Tempo de cozimento | 35 a 40 minutos |

**POR PORÇÃO**

| | |
|---|---|
| Calorias | 250 |
| Proteínas | 43 gramas |
| Carboidratos | 15 gramas |
| Gorduras | 3 gramas |

4 postas de atum (170 gramas cada) de 2 centímetros de largura

1 ¾ xícara de água

3 espigas de milho grandes (só os grãos, cerca de 2 xícaras)

1 colher de sopa de pasta de wasabi (raiz forte)

Sal a gosto

Em uma panela pequena coloque a água, 1 ½ xícara de milho e sal. Deixe ferver em fogo médio-alto, então reduza o fogo e cozinhe até o milho ficar bem macio, cerca de 20 minutos. Transfira-o para o liquidificador e bata até ficar homogêneo. Coloque a mistura em uma tigela pequena, adicione a pasta de wasabi e misture bem.

Coloque a panela de novo em fogo médio-alto, coloque o restante do milho e só uma quantidade suficiente de água para cobri-lo. Cozinhe por 10 minutos, ou até o milho ficar macio.

Enquanto isso, esfregue sal nos dois lados das postas de atum. Passe uma fina camada de óleo em uma frigideira antiaderente e acenda-a em fogo médio. Quando estiver quente, coloque as postas de atum e frite dos dois lados cerca de 3 minutos.

Seque o milho, passe o peixe para uma travessa e sirva-o com o milho e o molho de wasabi.

## FETTUCCINE DE VIEIRA CREMOSO

| | |
|---|---|
| Porções | 5 (1 e ½ xícara por porção) |
| Tempo de preparo | 10 a 15 minutos |
| Tempo de cozimento | 20 minutos |

**POR PORÇÃO**

| | |
|---|---|
| Calorias | 361 |
| Proteínas | 32 gramas |
| Carboidratos | 47 gramas |
| Gorduras | 4 gramas |

450 gramas de vieiras grandes

225 gramas de fettuccine integral

½ tablete de caldo de peixe

1 xícara de leite desnatado

3 colheres de sopa de maisena

Sal e pimenta-do-reino preta moída a gosto

3 xícaras de ervilhas

½ xícara de queijo parmesão light ralado

⅓ xícara de cebolinha picadinha

½ xícara de raspa de limão

1 colher de chá de suco de limão

Cozinhe a massa de acordo com as instruções do pacote.

Enquanto isso, seque as vieiras com toalha de papel e polvilhe-as com sal. Passe uma fina camada de óleo em uma frigideira grande e aqueça em fogo médio-alto. Coloque as vieiras e cozinhe até dourar, de 2 a 3 minutos por lado. Tire-as da panela e deixe-as separadas.

Derreta o caldo de peixe na água na frigideira. Em uma tigela média, coloque o leite, a maisena, o sal e o pimentão e bata até ficar homogêneo. Despeje na frigideira e bata com o caldo. Mexa constantemente até o molho engrossar, 1 a 2 minutos.

Acrescente as vieiras e as ervilhas e cozinhe em fogo baixo. Acrescente o fettuccine, a cebolinha, a raspa de limão, o suco de limão e quase todo o queijo, e mexa bem. Tire do fogo e coloque o restante do queijo.

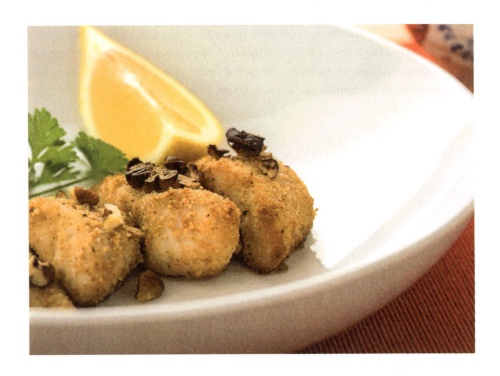

## FILÉ DE TILÁPIA COM NOZ-PECÃ

| | |
|---:|:---|
| Porções | 4 |
| Tempo de preparo | 5 a 10 minutos |
| Tempo de cozimento | 10 minutos |

**POR PORÇÃO**

| | |
|---:|:---|
| Calorias | 225 |
| Proteínas | 25 gramas |
| Carboidratos | 10 gramas |
| Gorduras | 10 gramas |

4 filés de tilápia fresca (115 gramas cada) com cerca de 2 centímetros de largura
½ xícara de farelo de biscoito Maria
1 colher de chá de raspa de limão
¼ colher de chá de sal
¼ colher de chá de pimenta-do-reino preta moída
¼ xícara de leite desnatado
1 colher de sopa de óleo de canola
2 colheres de sopa de noz pecã torrada picada

Coloque a grade do forno um pouco acima do meio e aqueça-o a 280 °C. Corte o peixe transversalmente em pedaços de 5 centímetros. Numa tigela pequena, coloque o farelo de biscoito, a raspa de limão, o sal e a pimenta. Despeje o leite desnatado em uma tigela separada.

Mergulhe o peixe no leite, depois passe de leve na mistura e transfira-o para uma assadeira de 33 x 22 centímetros. Derrame o azeite e a noz pecã sobre o peixe e coloque no forno. Asse por cerca de 10 minutos ou até que o peixe se esfarele facilmente ao se inserir um garfo.

## HALIBUTE AO VINHO BRANCO E SHOYU

| | |
|---|---|
| Porções | 4 |
| Tempo de preparo | 10 minutos e 1 hora marinando |
| Tempo de cozimento | 30 minutos |

**POR PORÇÃO**

| | |
|---|---|
| Calorias | 365 |
| Proteínas | 47 gramas |
| Carboidratos | 16 gramas |
| Gorduras | 12 gramas |

4 filés de halibute (170 gramas cada)

2 colheres de sopa de azeite de oliva extravirgem

2 colheres de sopa de molho shoyu

2 colheres de sopa de suco de limão

2 colheres de sopa de vinho branco

2 dentes de alho picados

2 peças de gengibre fresco descascado e picado

Sal e pimenta-do-reino preta moída a gosto

3 alhos-porós médios (só a parte branca) cortados em lascas finas

2 pimentões vermelhos sem sementes cortados em fatias finas

Em uma tigela média, coloque o azeite, o shoyu, o suco de limão, o vinho branco, o alho, o gengibre, o sal e a pimenta e misture bem. Coloque o halibute em um saco do tipo ziplock e despeje os temperos. Deixe na geladeira por pelo menos 1 hora, balançando de vez em quando.

Preaqueça a grelha. Tire o peixe da marinada e deixe-o separado. Coloque uma frigideira grande em fogo médio e despeje a marinada. Adicione o alho-poró e o pimentão e cozinhe por 15 minutos, ou até ficar macio.

Enquanto isso, coloque o peixe em uma assadeira sob a grelha do forno, de 10 a 15 centímetros do fogo. Cozinhe por 4 a 5 minutos, vire e cozinhe por outros quatro minutos ou até a carne ficar opaca e se esfarelar com facilidade. Coloque os legumes e o molho por cima.

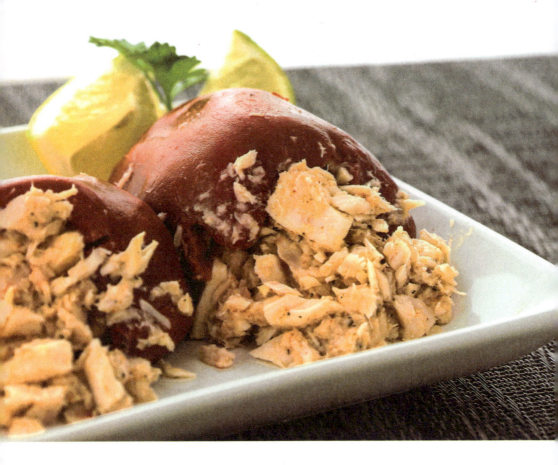

# PIMENTÕES RECHEADOS COM ATUM

| | |
|---:|:---|
| Porções | 4 (3 pimentões por porção) |
| Tempo de preparo | 5 a 10 minutos |

### POR PORÇÃO

| | |
|---:|:---|
| Calorias | 152 |
| Proteínas | 22 gramas |
| Carboidratos | 6 gramas |
| Gorduras | 4 gramas |

2 latas (170 gramas cada) de atum em pedaços em óleo, escoado
½ colher de chá de páprica defumada
½ colher de chá de raspa de limão
1 colher de sopa de suco de limão
1 colher de sopa de azeite de oliva extravirgem
Sal e pimenta-do-reino preta moída a gosto
12 unidades de pimentões piquillo inteiros
12 folhas médias e inteiras de manjericão

Em uma tigela média, coloque o atum separe-o. Acrescente a páprica, a raspa de limão, o suco de limão, o azeite, o sal e a pimenta e misture bem.

Seque os pimentões e abra-os cuidadosamente, enrolando-os. Remova as sementes e acrescente uma folha de manjericão e a mistura de atum. Enrole para fechar.

# ATUM AO MOLHO PESTO

| | |
|---|---|
| Porções | 4 |
| Tempo de preparo | 5 minutos |
| Tempo de cozimento | 10 minutos |

**POR PORÇÃO**

| | |
|---|---|
| Calorias | 198 |
| Proteínas | 23 gramas |
| Carboidratos | 3 gramas |
| Gorduras | 10 gramas |

4 postas (115 gramas cada) de atum, peixe-espada ou outro peixe duro, com 2 centímetros de largura cada

3 colheres de chá de azeite de oliva extravirgem

½ colher de chá de sal

1 xícara de coentro fresco

1 xícara de salsinha italiana (folhas lisas) fresca

¼ xícara de manjericão fresco

4 cebolinhas médias fatiadas

1 dente de alho cortado ao meio

2 colheres de sopa de suco de limão

¼ xícara de caldo de galinha líquido com baixo teor de sódio

1 colher de sopa de queijo parmesão light ralado

Ligue a grelha do forno, coloque as postas de atum em um recipiente próprio para grelhar e besunte-as com 1 colher de chá de azeite de oliva extravirgem.

Coloque o recipiente no forno e grelhe a 10 centímetros de distância do fogo por 4 minutos. Tire do forno, vire e polvilhe com ¼ colher de chá de sal, volte para o forno por outros 4 a 5 minutos, até que o peixe se esfarele facilmente ao se inserir um garfo nele e seu centro esteja levemente rosado.

Enquanto isso, coloque o coentro, a salsinha, o manjericão, a cebolinha, o alho, o suco de limão, 2 colheres de chá de azeite e ¼ colher de chá de sal em um processador de alimentos ajustado com uma lâmina de metal. Bata por 10 segundos, até tudo ficar bem picado. Com o processador ainda funcionando, acrescente lentamente o caldo de galinha e processe até ficar quase líquido.

Passe para uma tigela, coloque o queijo, misture e distribua igualmente sobre cada posta de atum.

# CAMARÃO AO ALHO E LIMÃO

| | |
|---|---|
| Porções | 4 |
| Tempo de preparo | 10 minutos |
| Tempo de cozimento | 10 a 15 minutos |

**POR PORÇÃO**

| | |
|---|---|
| Calorias | 205 |
| Proteínas | 30 gramas |
| Carboidratos | 15 gramas |
| Gorduras | 4 gramas |

450 gramas de camarão cru

2 pimentões vermelhos sem sementes cortados em cubos

900 gramas de aspargos cortados em pedaços de 2,5 centímetros

2 colheres de chá de raspa de limão

½ colher de chá de sal

2 colheres de chá de azeite de oliva extravirgem

5 dentes de alho picados

1 xícara de caldo de galinha líquido

1 colher de chá de maisena

2 colheres de sopa de suco de limão

2 colheres de sopa de salsinha picada

Passe uma fina camada de óleo em uma frigideira antiaderente grande e acenda-a em fogo médio-alto. Acrescente o pimentão, os aspargos, a raspa de limão e ¼ colher de chá de sal. Refogue até que os vegetais comecem a amolecer, cerca de 6 minutos. Transfira os legumes para uma tigela, cubra e reserve.

Adicione o azeite e o alho à frigideira e refogue por 30 segundos. Despeje o camarão. Em uma tigela pequena, coloque a maisena e o caldo de galinha e bata para misturar. Despeje essa mistura e o resto do sal na frigideira e mexa.

Cozinhe, mexendo frequentemente, até o molho engrossar e o camarão ficar rosado e completamente cozido, cerca de 2 a 3 minutos. Remova do fogo, acrescente o suco de limão e a salsinha, e sirva com os legumes.

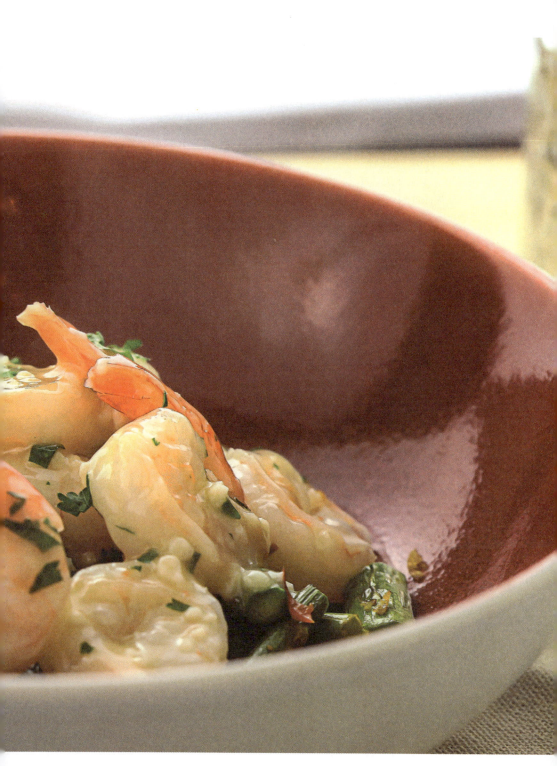

# HAMBÚRGUER DE SALMÃO

| | |
|---|---|
| Porções | 2 |
| Tempo de preparo | Menos de 5 minutos |
| Tempo de cozimento | 5 minutos |

| **POR PORÇÃO** | |
|---|---|
| Calorias | 273 |
| Proteínas | 28 gramas |
| Carboidratos | 11 gramas |
| Gorduras | 12 gramas |

450 gramas de salmão cozido

1 ovo

½ xícara de farinha de rosca

½ cebola pequena cortada em cubos

1 colher de chá de mostarda Dijon

1 colher de sopa de suco de limão

1 colher de sopa de azeite de oliva extravirgem

Sal e pimenta-do-reino preta moída a gosto

Seque o salmão. Em uma tigela média, misture-o com o resto dos ingredientes, exceto o azeite. Forme quatro montinhos.

Aqueça o azeite em uma frigideira grande no fogo médio-alto. Coloque os hambúrgueres e frite por 1 a 2 minutos por lado, ou até dourar.

# CINCO RECEITAS RÁPIDAS E FÁCEIS COM ATUM EM LATA

Pratos com atum em lata são ótimos, pois têm muita proteína e pouca gordura e podem ser preparados rapidamente de várias formas diferentes.

Abaixo estão cinco formas diferentes de fazer lanches rápidos e gostosos com atum em lata. Todas elas podem ser preparadas em menos de 15 minutos. Recomendo que você use as marcas que tenham o atum com menos sódio e em água.

# PÃO SÍRIO RECHEADO COM SALADA DE ATUM

| | |
|---|---|
| Porções | 2 |
| Calorias | 184 |
| Proteínas | 16 gramas |
| Carboidratos | 28 gramas |
| Gorduras | 2 gramas |

85 gramas de atum em lata (peneirado)

1 clara de ovo cozida

2 colheres de sopa de aipo cortado em cubos

2 colheres de sopa de passas

1 colher de sopa de cebolinha cortada em cubos

2 colheres de chá de maionese light

½ colher de chá de mostarda Dijon

2 colheres de sopa de abacaxi cortado em cubos

1 pão sírio integral

Coloque todos os ingredientes, menos o pão sírio, em uma tigela média. Mexa até ficar bem misturado e divida em 2 porções iguais. Corte o pão sírio ao meio e recheie cada parte com 1 porção.

# SANDUÍCHE DE ATUM

| | |
|---|---|
| Porção | 1 |
| Calorias | 340 |
| Proteínas | 38 gramas |
| Carboidratos | 32 gramas |
| Gorduras | 7 gramas |

85 gramas de atum em lata (peneirado)

1 colher de chá de maionese light

1 pitada de molho de pimenta

½ colher de chá de suco de limão

2 fatias de pão integral

2 rodelas de tomate

1 fatia de queijo minas light

Sal e pimenta-do-reino preta moída a gosto

Em uma tigela média, coloque o atum, a maionese, o molho de pimenta, o suco de limão, o sal e a pimenta-do-reino. Misture bem. Coloque a mistura em uma fatia de pão, insira as rodelas de tomate, o queijo e a outra fatia de pão. Coloque no forno até o queijo derreter.

# SALADA DE ATUM

| | |
|---|---|
| Porção | 1 |
| Calorias | 349 |
| Proteínas | 34 gramas |
| Carboidratos | 34 gramas |
| Gorduras | 7 gramas |

85 gramas de atum em lata (peneirado)

¼ xícara de queijo cottage light

3 colheres de sopa de lâminas de amêndoas

3 colheres de sopa de passas

2 colheres de sopa de cenoura picada

Coloque todos os ingredientes em uma tigela média e misture bem.

# TORRADA DE ATUM AO MOLHO PICO-DE-GALLO

| | |
|---|---|
| Porções | 4 |
| Calorias | 150 |
| Proteínas | 16 gramas |
| Carboidratos | 17 gramas |
| Gorduras | 2 gramas |

170 gramas de atum em lata (peneirado)

2 tomates italianos cortados em cubos

¼ xícara de coentro fresco

2 colheres de sopa de suco de limão

¼ xícara de cebola roxa cortada em cubos

1 pimenta serrano cortada em cubos

4 torradas de pão integral

½ colher de chá de sal

Coloque todos os ingredientes exceto os pães em uma tigela média. Misture bem, divida em 4 porções iguais e coloque cada porção sobre as torradas.

# SALADA APIMENTADA DE ATUM

| | |
|---|---|
| Porções | 1 |
| Calorias | 117 |
| Proteínas | 22 gramas |
| Carboidratos | 4 gramas |
| Gorduras | 1 grama |

85 gramas de atum em lata (peneirado)

1 colher de sopa de pimenta jalapenho em conserva cortada em cubos

1 colher de chá de molho de pimenta

4 colheres de sopa de tomate cortado em cubos

⅛ colher de chá de pimenta-de-caiena

Sal e pimenta-do-reino preta moída a gosto

Coloque todos os ingredientes em uma tigela média e misture bem.

# Massas e cereais

**OS CARBOIDRATOS SÃO** uma fonte de energia vital para o corpo, pois fornecem combustível na forma de glicose e glicogênio e são os macronutrientes que estão mais envolvidos no ganho de músculos e na perda de gordura. Quando se faz dieta para ganhar músculos, a abundância de carboidratos não apenas aumenta a força e a resistência na academia, mas também dá uma sensação geral de saciedade e bem-estar. Quando se faz dieta para perder gordura, o consumo drasticamente reduzido de carboidratos não apenas leva a quilos a menos, mas também provoca aquela aparência de secura e firmeza.

Uma boa fonte de carboidratos que demoram para se converter em glicose e têm pouca gordura são os cereais integrais, como trigo, arroz integral, quinoa, aveia e cevada. O que são cereais integrais? São aqueles que contêm todas as partes essenciais da semente do cereal e todos os nutrientes que ocorrem nele naturalmente. Se o cereal for processado (amassado, prensado, cortado ou cozido), mas mantiver 100% da semente original, ainda é considerado integral.

Caso contrário, trata-se de cereais refinados, que são modificados e se tornam consideravelmente diferentes de seu estado natural. Isso ocorre por meio de processos que removem partes essenciais do cereal, tratam-no com produtos químicos e o misturam com apenas uma fração dos nutrientes removidos.

Assim, atenha-se aos cereais integrais e colha os muitos benefícios que eles oferecem, como redução do risco de derrame, diabetes e doenças cardíacas, melhora da pressão arterial e redução de inflamações.

As receitas de massas desta parte terão sempre alguma forma de proteína, pois uma porção de massa integral tem apenas 7 gramas de proteína.

Uma observação, as medidas fornecidas para as massas consideram o peso seco. É preciso usar uma escala para medi-las com exatidão.

Além disso, recomendo usar pouco sal e não adicionar óleo na água de cozimento das massas, mas isso faz com que seja mais difícil o molho grudar nelas.

# PENNE COM FRANGO AO MOLHO PESTO

| | |
|---:|:---|
| Porções | 2 |
| Tempo de preparo | 5 minutos |
| Tempo de cozimento | 20 minutos |

**POR PORÇÃO**

| | |
|---:|:---|
| Calorias | 446 |
| Proteínas | 32 gramas |
| Carboidratos | 43 gramas |
| Gorduras | 16 gramas |

115 gramas de penne integral

1 peito de frango (170 gramas) desossado, sem pele e sem gordura, cortado em cubos pequenos

25 folhas frescas de manjericão bem picadas

1 colher de chá de alho picado

1 colher de sopa de água morna

2 colheres de sopa de pinhão amassado

1 colher de sopa de azeite de oliva extravirgem

Sal e pimenta-do-reino preta moída a gosto

2 colheres de sopa de queijo parmesão ralado

Ferva um pouco de água levemente salgada e cozinhe o penne de acordo com as instruções do pacote.

Acenda o fogo médio e passe uma fina camada de óleo numa panela.

Cozinhe o frango. Quando estiver quase cozido, reduza o fogo e coloque o sal, a pimenta, o alho, o pinhão, o manjericão, o azeite e o parmesão. Cozinhe até o frango perder o tom rosado por dentro e acrescente no penne pronto.

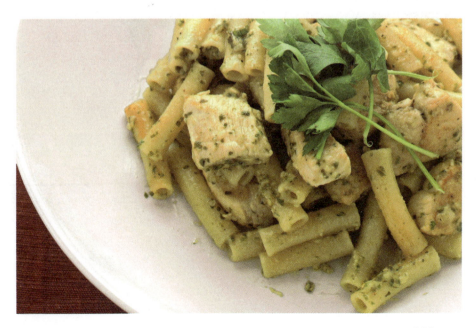

# FRANGO *À CACCIATORE*

| | |
|---|---|
| Porções | 4 |
| Tempo de preparo | 5 minutos |
| Tempo de cozimento | 40 a 45 minutos |

**POR PORÇÃO**

| | |
|---|---|
| Calorias | 454 |
| Proteínas | 45 gramas |
| Carboidratos | 48 gramas |
| Gorduras | 7 gramas |

170 gramas de fusili integral

4 peitos de frango (170 gramas cada) desossados, sem pele e sem gordura cortados em tiras

1 colher de sopa de óleo vegetal

½ cebola média picada

½ xícara de cogumelos frescos em fatias finas

1 dente de alho picado

2 latas (800 gramas) de tomate italiano, com caldo

½ xícara de vinho tinto seco

1 colher de chá de orégano desidratado

1 folha de louro

½ xícara de salsinha fresca picada

Esquente o óleo em uma frigideira grande e funda em fogo médio-alto. Despeje o frango e doure-o dos dois lados. Acrescente a cebola, os cogumelos e o alho e refogue até os legumes ficarem macios.

Acrescente os tomates, o vinho, o orégano e a folha de louro e reduza o fogo para médio-baixo. Cubra e cozinhe de 30 a 35 minutos, ou até o frango cozinhar completamente e o molho engrossar. Mexa de vez em quando.

Enquanto isso, cozinhe o fusili de acordo com as instruções do pacote.

Acrescente o fusili cozido e ¼ da água dele ao molho e cozinhe por mais 1 ou 2 minutos, mexendo bem para o molho grudar na massa. Remova a folha de louro e coloque a salsinha.

# SALADA DE FARFALLE COM FRANGO

| | |
|---|---|
| Porções | 6 |
| Tempo de preparo | 10 minutos |
| Tempo de cozimento | 20 a 25 minutos |

**POR PORÇÃO**

| | |
|---|---|
| Calorias | 381 |
| Proteínas | 27 gramas |
| Carboidratos | 41 gramas |
| Gorduras | 12 gramas |

225 gramas de farfalle integral

3 xícaras (cerca de 3 peitos) de frango cozido picado

225 gramas de grão-de-bico lavado e peneirado

64 gramas de azeitonas pretas em fatias e peneiradas

2 aipos picados

2 pepinos sem pele cortados em nacos

½ xícara de cenoura picada

½ xícara de cebola roxa picada

2 colheres de sopa de queijo parmesão picado

3 colheres de sopa de azeite de oliva extravirgem

½ xícara de vinagre de vinho tinto

½ colher de chá de molho inglês

½ colher de chá de mostarda escura apimentada

½ colher de chá de alho picado

2 colheres de sopa de salsinha italiana

1 colher de sopa de manjericão fresco picado ou 1 colher de sopa de manjericão desidratado

¼ colher de chá de pimenta-do-reino preta moída

Cozinhe a massa de acordo com as instruções do pacote; escorra. Passe o farfalle na água fria por 30 segundos ou até ficar completamente frio, depois transfira para uma tigela grande.

Coloque os outros ingredientes e misture bem.

Cubra e deixe dormir na geladeira, ou ficar nela por pelo menos 4 horas. Misture antes de servir.

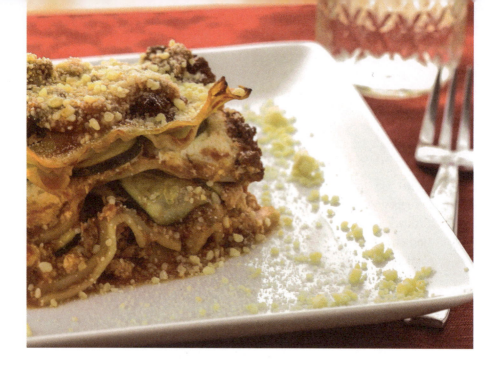

## LASANHA À BOLONHESA

| | |
|---:|:---|
| Porções | 4 |
| Tempo de preparo | 10 minutos |
| Tempo de cozimento | 50 minutos a 1 hora |

### POR PORÇÃO

| | |
|---:|:---|
| Calorias | 279 |
| Proteínas | 24 gramas |
| Carboidratos | 34 gramas |
| Gorduras | 4 gramas |

6 fatias de massa de lasanha que possa ir direto ao forno
225 gramas de chã de fora sem gordura moído
1 colher de chá de azeite de oliva extravirgem
½ cebola pequena picada
½ colher de chá de orégano desidratado
1 pitada de pimenta-do-reino preta moída
2 xícaras de molho de tomate com baixo teor de sódio
1 xícara de queijo ricota light
1 colher de sopa de queijo parmesão ralado
1 abobrinha em fatias finas

Preaqueça o forno a 195 °C.

    Aqueça o azeite em uma frigideira antiaderente grande em fogo médio-alto. Coloque a carne moída, a cebola, o orégano e a pimenta. Mexa, partindo a carne, de 6 a 8 minutos, ou até a carne ficar pronta. Coloque o molho de tomate e deixe ferver, depois tire do fogo.

Em uma tigela, misture a ricota e o parmesão.

Para montar a lasanha, pegue uma assadeira de 13 x 23 centímetros e comece a formar as camadas com ½ xícara de molho, 2 fatias da massa, ½ xícara da mistura de queijos, outra ½ xícara de molho e metade da abobrinha. Coloque mais 2 fatias e ½ xícara de queijo, ½ xícara de molho e a outra metade da abobrinha. Finalize colocando por cima o resto do molho e as outras 2 fatias da massa.

Cubra a assadeira com papel laminado e asse por 30 minutos.

Remova o papel laminado e asse por mais 15 minutos. Tire do forno e deixe esfriar por pelo menos 10 minutos antes de servir.

# FETTUCCINE COM FRANGO E SHITAKE

| | |
|---|---|
| Porções | 4 |
| Tempo de preparo | 5 a 10 minutos |
| Tempo de cozimento | 15 a 20 minutos |

**POR PORÇÃO**

| | |
|---|---|
| Calorias | 403 |
| Proteínas | 34 gramas |
| Carboidratos | 38 gramas |
| Gorduras | 12 gramas |

225 gramas de fettuccine integral

2 peitos de frango (170 gramas cada) desossados, sem pele e sem gordura, cortados em tiras

2 colheres de sopa de azeite de oliva extravirgem

3 dentes de alho picados

50 gramas (mais ou menos 1 ½ xícara) de cogumelos shitake sem talo fatiados

2 colheres de sopa de suco de limão

2 colheres de chá de raspa de limão

Sal e pimenta-do-reino preta moída a gosto

½ xícara de queijo parmesão ralado

½ xícara de manjericão fresco picado

Cozinhe a massa de acordo com as instruções do pacote. Quando escorrê-la, guarde ½ xícara da água.

Enquanto isso, aqueça o azeite em fogo médio em uma frigideira antiaderente grande. Coloque o frango e cozinhe por 3 a 4 minutos, acrescente o alho e os cogumelos. Cozinhe, mexendo ocasionalmente, por 4 a 5 minutos, ou até o cogumelo ficar macio. Coloque o suco de limão, a raspa de limão, o sal, a pimenta, mexa e tire do fogo.

Coloque o fettuccine, a água, o queijo, o manjericão e balance.

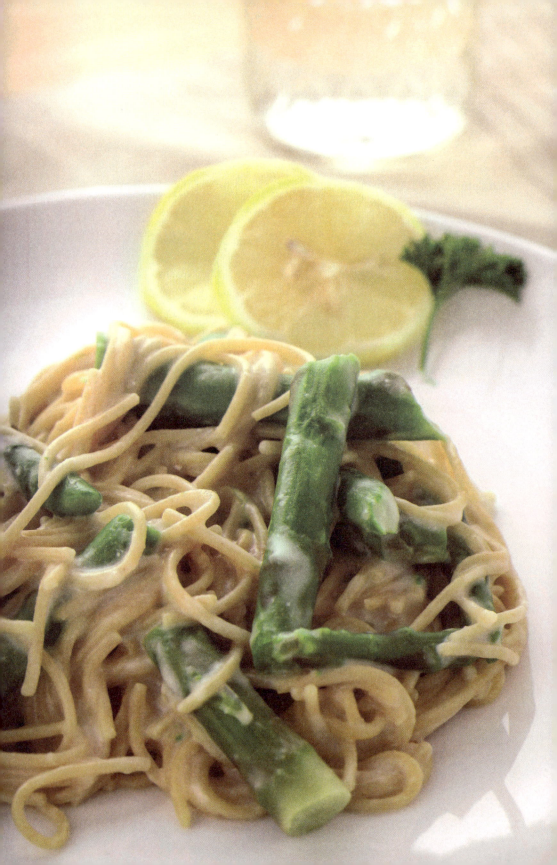

# ESPAGUETE COM QUEIJO DE CABRA E ASPARGOS

| | |
|---|---|
| Porções | 4 |
| Tempo de preparo | 5 minutos |
| Tempo de cozimento | 20 minutos |

**POR PORÇÃO**

| | |
|---|---|
| Calorias | 389 |
| Proteínas | 20 gramas |
| Carboidratos | 50 gramas |
| Gorduras | 13 gramas |

225 gramas de espaguete integral

450 gramas de aspargos com a base cortada

1 colher de sopa de manteiga sem sal

2 colheres de sopa de farinha de trigo

400 gramas de caldo de galinha líquido com baixo teor de sódio

100 gramas de queijo de cabra

1 colher de chá de raspa de limão

1 pitada de pimenta-do-reino preta moída

½ xícara de queijo parmesão ralado

Ferva um pouco de água levemente salgada e acrescente o espaguete, cozinhando-o de acordo com as instruções do pacote.

Enquanto isso, ferva uma panela grande de água levemente salgada em fogo alto. Coloque os aspargos e cozinhe-os por 3 minutos ou até ficarem brilhantes. Tire do fogo e jogue água fria.

Acenda uma panela em fogo médio-alto e coloque a manteiga. Quando ela derreter, coloque a farinha e misture. Acrescente o caldo de galinha e cozinhe por 2 minutos, mexendo sempre, até o molho engrossar. Coloque o queijo e a raspa de limão e mexa.

Passe o espaguete e os aspargos para a panela e mexa, cobrindo a massa com o molho. Sirva com a pimenta e o parmesão.

# MACARRÃO DE ARROZ COM LOMBINHO

| | |
|---|---|
| Porções | 4 |
| Tempo de preparo | 5 minutos |
| Tempo de cozimento | 15 minutos |

**POR PORÇÃO**

| | |
|---|---|
| Calorias | 461 |
| Proteínas | 36 gramas |
| Carboidratos | 62 gramas |
| Gorduras | 8 gramas |

225 gramas de macarrão de arroz

450 gramas de lombinho de porco sem gordura

⅓ xícara de água

¼ xícara de saquê

2 colheres de sopa de molho shoyu com baixo teor de sódio

2 colheres de chá de maisena

1 colher de sopa de óleo de amendoim ou de canola

1 cebola média cortada em fatias finas

450 gramas (mais ou menos 1 unidade média) de acelga chinesa limpa e cortada em tiras grandes e finas

1 colher de sopa de alho picado

1 colher de sopa de molho americano com alho (molho de alho e pimenta)

Ferva uma panela grande de água levemente salgada e coloque o macarrão, cozinhando-o de acordo com as instruções do pacote. Escorra e rapidamente despeje água fria para interromper o cozimento.

Enquanto o macarrão cozinha, corte o lombo em palitinhos.

Bata em uma tigela pequena a água, o saquê, o shoyu e a maisena.

Aqueça o óleo em uma caçarola em fogo médio. Coloque a cebola e cozinhe de 2 a 3 minutos. Quando ela amolecer, coloque a acelga e cozinhe, mexendo de vez em quando, até ela começar a amolecer, cerca de 5 minutos. Acrescente o lombinho e o molho. Mexa de vez em quando até o lombinho cozinhar, de 2 a 3 minutos.

Dê uma batida rápida na mistura de maisena, jogue-a na caçarola e deixe ferver. Mexa sempre, de 2 a 4 minutos, até o molho engrossar. Sirva sobre o macarrão.

# Saladas

**A ESSÊNCIA DE** *Dieta de academia* é aprender a se alimentar de forma saudável, com uma dieta rica em proteínas, carboidratos e gorduras de alta qualidade para aumentar ao máximo o ganho de músculos e a perda de gordura. Os cereais integrais e as proteínas animais são uma parte essencial desse processo, tanto quanto os alimentos de origem vegetal. Frutas e legumes fornecem vitaminas e minerais essenciais que auxiliam vários processos fisiológicos relacionados não apenas ao ganho de músculos e à perda de gordura, mas também à saúde e à vitalidade como um todo.

A grande armadilha da salada é o molho. Quase todos os molhos de salada vendidos no supermercado estão cheios de sódio, gorduras prejudiciais e produtos químicos. É por isso que recomendo fazer o próprio molho, usando ingredientes de alta qualidade.

Um truque para comer menos molho (algo importante para quem quer perder peso) é fazer o seguinte, em vez de tacar um tanto por cima da salada, deixe-o ao lado do prato. Mergulhe o garfo nele antes de cada garfada e respingue na porção que vai comer. Você não vai sentir que está perdendo nada e vai consumir muito menos molho.

Uma salada gostosa é uma ótima opção para obter sua porção diária de frutas e legumes. Eu como salada quase todo dia, não importa se esteja fazendo dieta para ganhar músculos ou perder gordura.

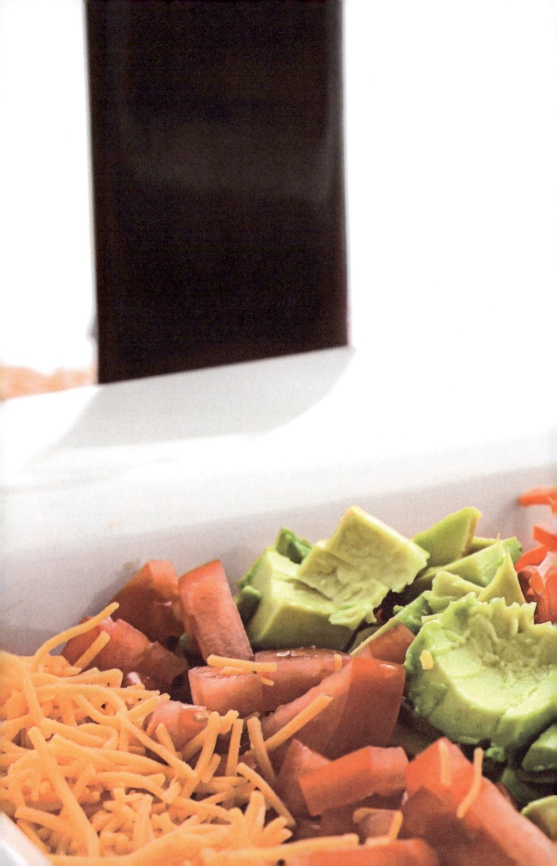

# SALADA COOB

| | |
|---:|:---|
| Porções | 2 |
| Tempo de preparo | 5 minutos |

**POR PORÇÃO**

| | |
|---:|:---|
| Calorias | 494 |
| Proteínas | 54 gramas |
| Carboidratos | 20 gramas |
| Gorduras | 23 gramas |

1 unidade pequena de alface americana picada

2 peitos de frango (170 gramas cada) desossados, sem pele, prontos e cortados em cubos pequenos

2 ovos cozidos picados

2 tomates médios picados

1 abacate fatiado

1 xícara de cenoura ralada

¼ xícara de queijo minas light picado

Divida a alface igualmente em 2 tigelas grandes.
Coloque o resto dos ingredientes, mexa e sirva com o molho que preferir.

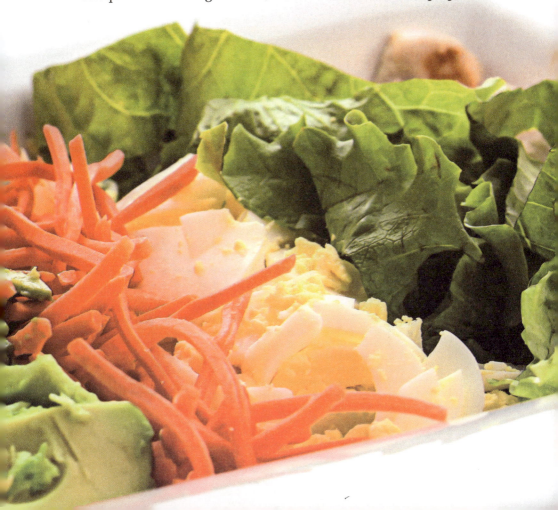

# SALADA DE FILÉ-MIGNON E BATATA-DOCE

| | |
|---|---|
| Porção | 1 |
| Tempo de preparo | 5 a 6 minutos |
| Tempo de cozimento | 10 a 15 minutos |

**POR PORÇÃO**

| | |
|---|---|
| Calorias | 252 |
| Proteínas | 28 gramas |
| Carboidratos | 22 gramas |
| Gorduras | 5 gramas |

1 filé-mignon (225 gramas) com cerca de 2,5 centímetros de largura

½ colher de sopa de pimenta-do-reino preta moída

1 batata-doce grande

4 champignons médios sem talo fatiados

2 cebolinhas bem picadas

2 xícaras de mix de folhas verdes baby

Passe a pimenta em todos os lados do filé, pressionando. Passe uma fina camada de óleo numa frigideira pequena e acenda-a no fogo médio. Coloque o filé e cozinhe até dourar, cerca de 4 minutos, vire e cozinhe por outros 5 minutos. Tire da frigideira e deixe esfriar até ficar na temperatura ambiente.

Enquanto isso, faça alguns furos na batata-doce com um garfo ou uma faca e coloque-a no micro-ondas em potência alta por 5 minutos. Vire-a e coloque mais 5 minutos.

Arrume as folhas em uma tigela grande. Quando eles esfriarem, corte o filé em fatias e a batata em nacos. Espalhe os champignons e a batata sobre as folhas, depois coloque o filé e a cebolinha. Divida em 2 porções iguais e sirva com o molho que preferir.

# SALADA DE SALMÃO E ESPINAFRE

| | |
|---|---|
| Porções | 2 |
| Tempo de preparo | 15 minutos |
| Tempo de cozimento | 15 a 20 minutos |

**POR PORÇÃO**

| | |
|---|---|
| Calorias | 395 |
| Proteínas | 42 gramas |
| Carboidratos | 24 gramas |
| Gorduras | 15 gramas |

2 filés de salmão (170 gramas cada) limpos e secos

1 colher de chá de salsinha fresca ou 1 colher de chá de salsinha desidratada

½ limão médio (suco)

1 colher de chá de pimenta-do-reino preta moída

1 colher de chá de azeite de oliva extravirgem

1 dente de alho picado

½ xícara de cebola roxa picada

20 unidades de aspargos sem a base

½ pimentão amarelo sem caroços, sem sementes e cortado em tiras

1 colher de sopa de mostarda de mel (prefira a que tenha menos sódio)

4 xícaras de folhas de espinafre

10 tomates cerejas partidos ao meio

½ xícara de mirtilo, amora (ou morangos picados)

1 colher de sopa de amêndoa em lâminas

Escolha uma panela grande, em que o salmão fique plano; se necessário, corte-o ao meio.

Coloque o salmão na panela com o lado da pele para baixo, acrescente a salsinha, o suco de limão e a pimenta. Cubra com cerca de 3 centímetros de água, ou só o bastante para cobrir o peixe.

Acenda o fogo médio, deixe a água ferver brandamente e cozinhe por 10 minutos, ou até o peixe ficar opaco. Tire do fogo e cubra.

Em uma frigideira antiaderente em fogo médio-alto coloque o azeite, o alho e a cebola. Cozinhe por 3 minutos ou até dourar de leve. Acrescente os aspargos e o pimentão. Coloque no fogo médio e cozinhe por mais 2 a 3 minutos, ou até os legumes estarem levemente macios. Coloque a mostarda com mel, mexa e cozinhe por mais 30 segundos para caramelizar.

Agora, para preparar a salada, divida igualmente o espinafre, o tomate e o mirtilo em duas travessas. Tire o salmão da panela com cuidado e raspe delicadamente a pele e a gordura. Coloque metade do salmão em cada travessa, ponha os legumes por cima e polvilhe com as amêndoas.

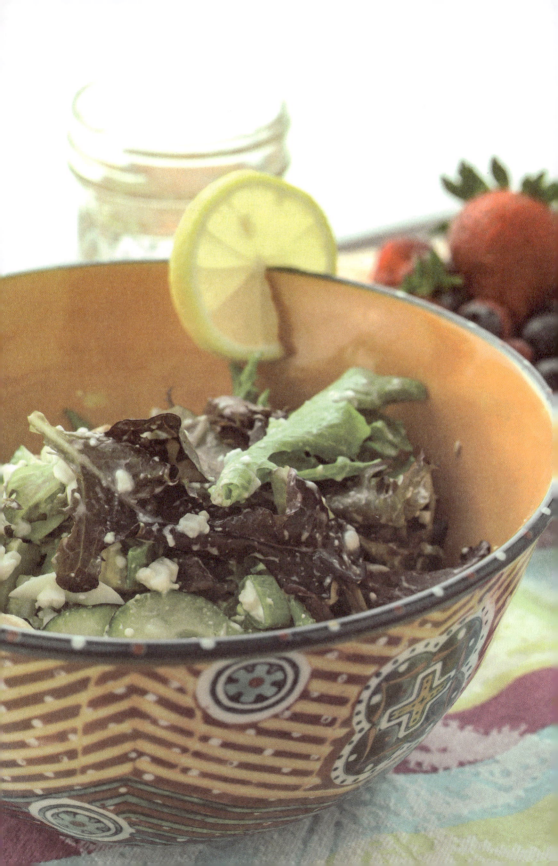

# SALADA PROTEICA FÁCIL E RÁPIDA

| | |
|---|---|
| Porção | 1 |
| Tempo de preparo | 10 a 15 minutos |

**POR PORÇÃO**

| | |
|---|---|
| Calorias | 323 |
| Proteínas | 28 gramas |
| Carboidratos | 29 gramas |
| Gorduras | 13 gramas |

2 xícaras de mix de folhas baby

2 cebolinhas picadas

½ pepino partido ao meio e fatiado

4 cogumelos partidos ao meio e fatiados

¼ abacate médio cortado em cubos

½ xícara queijo cottage light

1 ovo cozido cortado em cubos

1 limão (suco)

1 dente de alho picado

3 colheres de sopa de leitelho* light

Sal e pimenta-do-reino preta moída a gosto

Coloque as folhas, a cebolinha, o pepino, os cogumelos, o abacate, o queijo cottage e o ovo em uma tigela média e mexa. Transfira para uma travessa grande.

Coloque o suco de limão, o alho, o leitelho, o sal e a pimenta em uma tigela pequena e misture bem. Derrame sobre a salada.

# SALADA TROPICAL DE FRANGO

| | |
|---|---|
| Porção | 1 |
| Tempo de preparo | 10 minutos |

**POR PORÇÃO**

| | |
|---|---|
| Calorias | 351 |
| Proteínas | 42 gramas |
| Carboidratos | 20 gramas |
| Gorduras | 13 gramas |

1 peito de frango (170 gramas) desossado, sem pele, pronto e cortado em cubos

⅛ xícara de aipo cortado em cubos

¼ xícara de abacaxi cortado em nacos

¼ xícara de laranja cortada em nacos

1 colher de sopa de noz pecã picada

¼ xícara de uvas sem caroço partidas ao meio

2 xícaras de alface romana

Sal e pimenta-do-reino preta moída a gosto

Coloque todos os ingredientes, exceto a alface, em uma tigela grande.

Misture delicadamente e tempere com o sal e a pimenta.

Sirva sobre as folhas de alface.

\* (soro do leite extraído durante a produção de manteiga) Para fazer em casa basta colocar uma colher de suco de limão num copo de leite e aguardar 10 minutos.

# MOLHOS PARA SALADAS

Trago aqui receitas de alguns molhos saudáveis, caso você queira variar dos fornecidos nas receitas completas.

## VINAGRETE DE VINHO TINTO

| | |
|---|---|
| Porções | 2 |
| Calorias | 124 |
| Proteínas | — |
| Carboidratos | — |
| Gorduras | 14 gramas |

2 colheres de sopa de azeite de oliva extravirgem

2 colheres de sopa de vinagre de vinho tinto

½ colher de chá de mostarda Dijon

¼ colher de chá de tomilho desidratado

¼ colher de chá de alho picado

1 pitada de pimenta-do-reino preta moída

Misture todos os ingredientes em uma tigela (podia ser mais simples?).

## VINAGRETE BALSÂMICO

| | |
|---|---|
| Porções | 2 |
| Calorias | 133 |
| Proteínas | — |
| Carboidratos | — |
| Gorduras | 14 gramas |

2 colheres de sopa de azeite de oliva extravirgem

2 colheres de sopa de vinagre balsâmico

½ colher de chá de manjericão fresco picado

½ colher de chá de mostarda com mel (de preferência a que tiver menos sódio)

¼ colher de chá de alho picado

1 pitada de pimenta-do-reino preta moída

Misture todos os ingredientes em uma tigela.

## VINAGRETE CREMOSO

| | |
|---|---|
| Porções | 4 |
| Calorias | 11 |
| Proteínas | 1 grama |
| Carboidratos | 2 gramas |
| Gorduras | — |

¼ xícara de iogurte natural light

1 colher de sopa de creme de leite light

1 colher de sopa de coentro fresco

1 colher de chá de vinagre branco

¼ colher de chá de alho picado

1 pitada de pimenta-do-reino preta moída

Misture todos os ingredientes em uma tigela.

# Acompanhamentos

**OS ACOMPANHAMENTOS A** seguir podem ser incluídos nas refeições, não apenas para variar os sabores, mas também para ajudá-lo a satisfazer às suas necessidades nutricionais. Seja criativo, misturando e combinando acompanhamentos e pratos principais. Assim, você acabará descobrindo combinações que voltará a fazer outras vezes.

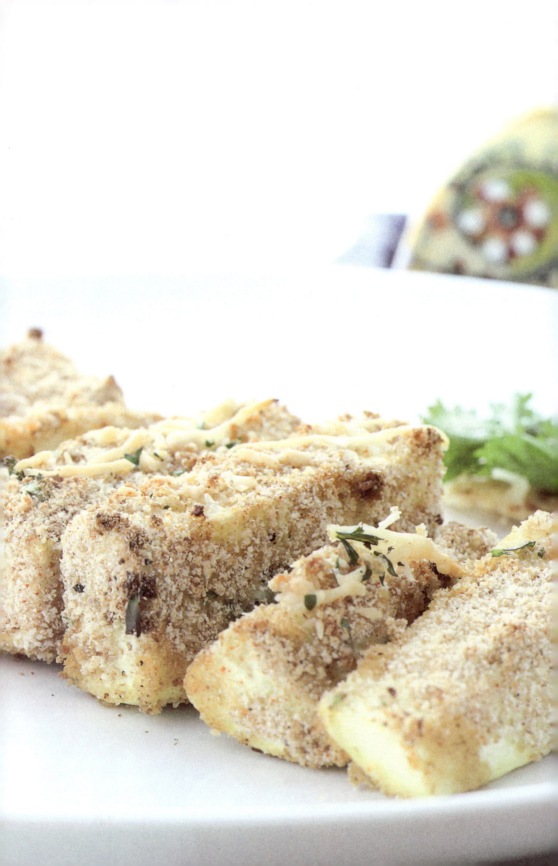

# ABÓBORA ASSADA

| | |
|---:|:---|
| Porções | 4 |
| Tempo de preparo | 5 minutos |
| Tempo de cozimento | 15 a 20 minutos |

**POR PORÇÃO**

| | |
|---:|:---|
| Calorias | 75 |
| Proteínas | 6 gramas |
| Carboidratos | 11 gramas |
| Gorduras | 2 gramas |

1 colher de chá de azeite de oliva extravirgem
2 claras de ovo
½ xícara de leite desnatado
⅔ xícara de farinha de rosca
1 colher de sopa de queijo parmesão picado
½ colher de chá de cebola granulada
½ colher de chá de páprica
½ colher de chá de salsinha desidratada
½ colher de chá de alho granulado
¼ colher de chá de pimenta-do-reino preta moída
2 abóboras-meninas grandes cortadas em 4 pedaços no comprimento e depois em 2 centímetros na largura

Preaqueça o forno em 250 °C.

Bata de leve, numa tigela média, as claras e o leite.

Em outra tigela média, coloque a farinha, o queijo, a cebola, a páprica, a salsinha, o alho e a pimenta. Misture bem.

Mergulhe a abóbora na tigela do ovo e depois empane-a na farinha.

Passe o azeite em uma assadeira e coloque a abóbora com o lado cortado para cima. Asse por 15 minutos ou até dourar.

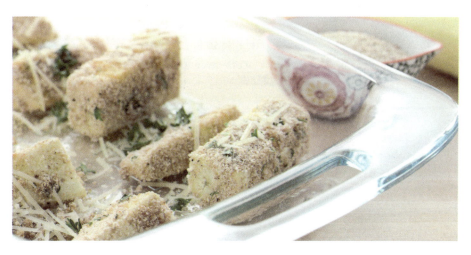

# VAGEM COM AMÊNDOAS

| | |
|---|---|
| Porções | 4 |
| Tempo de preparo | Menos de 5 minutos |
| Tempo de cozimento | 5 a 10 minutos |

**POR PORÇÃO**

| | |
|---|---|
| Calorias | 83 |
| Proteínas | 4 gramas |
| Carboidratos | 10 gramas |
| Gorduras | 5 gramas |

450 gramas de vagem limpa e lavada

½ colher de chá de azeite de oliva extravirgem

¼ xícara de amêndoas em lâminas

Sal e pimenta-do-reino preta moída a gosto

Ferva uma panela grande de água em fogo alto. Coloque a vagem e ferva de 2 a 4 minutos ou até amolecer.

Seque a vagem e coloque-a em uma tigela grande. Acrescente o azeite, o sal e a pimenta e mexa.

Aqueça uma frigideira antiaderente em fogo alto. Coloque uma fina camada de óleo e coloque as amêndoas. Mexa frequentemente de 2 a 3 minutos, ou até torrar. Passe para o fogo médio e coloque a vagem. Cozinhe por mais 2 minutos, mexendo de vez em quando.

# DELICIOSO ARROZ INTEGRAL

| | |
|---|---|
| Porções | 4 |
| Tempo de preparo | Menos de 5 minutos |
| Tempo de cozimento | 50 minutos a 1 hora |

**POR PORÇÃO**

| | |
|---|---|
| Calorias | 291 |
| Proteínas | 8 gramas |
| Carboidratos | 42 gramas |
| Gorduras | 10 gramas |

1 xícara de arroz integral

2 xícaras de caldo de galinha líquido com baixo teor de sódio

½ xícara de cenoura picada

½ xícara de abobrinha picada

3 colheres de sopa de sementes de girassol

3 colheres de sopa de amêndoas em lâminas

¼ colher de chá de pimenta calabresa

2 colheres de sopa de salsinha fresca picada

Ferva o arroz e o caldo de galinha. Reduza para o fogo médio-baixo, cubra com uma tampa bem ajustada e cozinhe por 50 minutos.

Tire do fogo e deixe esfriar tampado por 10 minutos.

Quando o arroz estiver quase pronto, passe uma fina camada de óleo em uma frigideira e coloque-a em fogo médio-alto. Coloque a cenoura e a abobrinha e refogue por 2 minutos. Acrescente as sementes de girassol, as amêndoas, a pimenta e cozinhe até as amêndoas dourarem.

Acrescente o arroz e a salsinha, misture bem e refogue por 1 minuto para que os sabores se combinem.

## RISOTO DE FUNGHI

| | |
|---|---|
| Porções | 4 |
| Tempo de preparo | Menos de 5 minutos |
| Tempo de cozimento | 15 a 20 minutos |

| **POR PORÇÃO** | |
|---|---|
| Calorias | 255 |
| Proteínas | 12 gramas |
| Carboidratos | 49 gramas |
| Gorduras | 3 gramas |

1 xícara de arroz arbóreo

3 cebolas pequenas bem picadas

1 dente de alho amassado

1 colher de chá de salsinha fresca picada

Sal e pimenta-do-reino preta moída a gosto

1 ½ xícara de cogumelos frescos fatiados

1 xícara de leite desnatado

¼ xícara de creme de leite light

3 xícaras de caldo de galinha líquido com baixo teor de sódio

1 colher de chá de manteiga sem sal

½ xícara de queijo parmesão ralado light

Passe uma fina camada de óleo em uma panela grande e acenda-a em fogo médio-alto. Coloque a cebola e o alho e refogue até a cebola amolecer. Remova o alho amassado e coloque a salsinha, o sal, a pimenta e os cogumelos. Passe para o fogo baixo e cozinhe até os cogumelos amolecerem.

Acrescente o leite e o creme de leite, misture tudo e coloque o arroz. Deixe ferver brandamente e coloque o caldo de galinha, 1 xícara por vez, até ele ser absorvido pelo arroz.

Quando o arroz terminar de cozinhar, acrescente a manteiga e o queijo, deixe o queijo derreter por 1 minuto e tire do fogo.

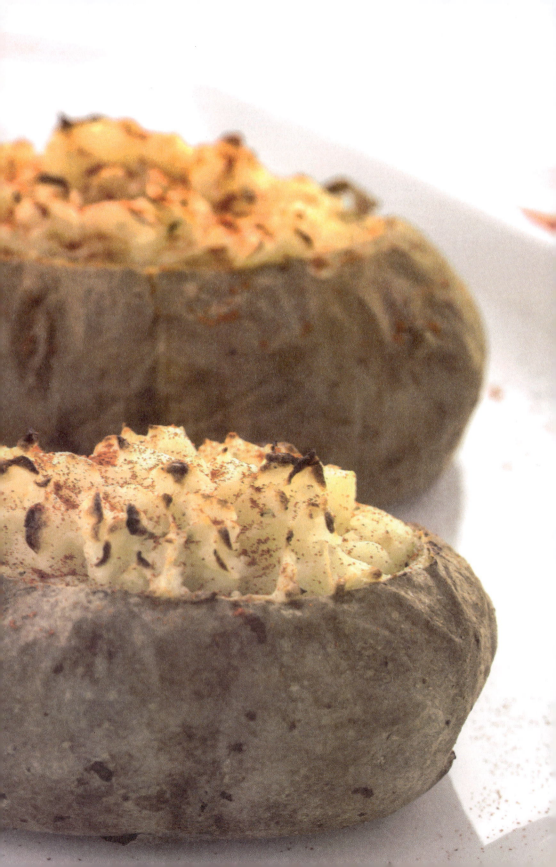

# BATATA RECHEADA

| | |
|---|---|
| Porções | 6 |
| Tempo de preparo | 5 minutos |
| Tempo de cozimento | 1 hora e 20 a 1 hora e 30 minutos |

**POR PORÇÃO**

| | |
|---|---|
| Calorias | 216 |
| Proteínas | 6 gramas |
| Carboidratos | 39 gramas |
| Gorduras | 5 gramas |

6 batatas russet médias

1 cabeça de alho inteira

1 colher de chá de azeite de oliva extravirgem

2 colheres de sopa de manteiga derretida sem sal

½ xícara de leite desnatado

½ xícara de leitelho

1 ½ colher de chá de alecrim fresco picado

½ colher de chá de sal

½ colher de chá de pimenta-do-reino preta moída

1 pitada de páprica

Coloque as batatas em uma assadeira a 220 °C de 45 a 55 minutos ou até ficarem macias.

Enquanto isso, tire a casca do alho, coloque um pouco de azeite e embrulhe-o em duas folhas de papel laminado grosso. Coloque-o no forno de 30 a 35 minutos, ou até amolecer. Deixe as batatas e o alho esfriarem cerca de 10 minutos.

Quando esfriar, corte uma fatia fina do topo de cada batata e jogue fora. A seguir, tire a polpa das batatas com uma colher de modo que só sobre uma casaca fina. Coloque a polpa em uma tigela grande, acrescente a manteiga e amasse.

Corte o topo da cabeça do alho, deixando a raiz intacta, e esprema-o na tigela com a batata, adicione o leite, o leitelho, o alecrim, o sal, a pimenta e misture bem.

Coloque a mistura dentro da casca das batatas e volte para a assadeira. Asse a 235 °C de 20 a 25 minutos, ou até ficar bem quente. Tire do forno e coloque 1 pitada de páprica em cada batata.

# SALADA DE CUSCUZ

| | |
|---|---|
| Porções | 8 |
| Tempo de preparo | 5 a 10 minutos |
| Tempo de cozimento | 5 minutos |

**POR PORÇÃO**

| | |
|---|---|
| Calorias | 222 |
| Proteínas | 8 gramas |
| Carboidratos | 40 gramas |
| Gorduras | 3 gramas |

1 caixa (340 gramas) de cuscuz

8 folhas de alface americana

2 limões (suco)

½ colher de chá de raspa de limão

2 colheres de sopa de mel

1 colher de sopa de mostarda Dijon

1 colher de chá de azeite de oliva extravirgem

100 gramas de queijo feta bem picado

3 tomates italianos picados

1 pepino médio descascado e cortado em nacos

½ cebola bem picada

64 gramas de azeitonas pretas fatiadas, limpas e peneiradas

¼ colher de chá de pimenta-do-reino preta moída

½ xícara de salsinha fresca picada

Ferva uma panela de água levemente salgada. Coloque o cuscuz em uma tigela separada. Jogue a água fervente e misture bem. Cubra e cozinhe por 5 minutos, ou de acordo com as instruções do pacote.

Enquanto isso, coloque as folhas de alface em 8 travessas separadas.

Em uma tigela pequena, coloque o suco de limão, a raspa de limão, o mel, a mostarda e o azeite. Bata para misturar bem.

Em uma outra tigela, coloque o cuscuz cozido, o queijo, o tomate, o pepino, a cebola, as azeitonas, a pimenta e a salsinha. Misture e jogue o suco de limão.

Coloque por cima das folhas de alface quantidades iguais da salada de cuscuz. O prato pode ser servido morno ou gelado.

# CHIPS DE BATATA-DOCE

| | |
|---:|:---|
| Porções | 6 |
| Tempo de preparo | 5 minutos |
| Tempo de cozimento | 25 minutos ou até ficar crocante |

2 batatas-doces médias descascadas e cortadas em fatias
1 colher de sopa de azeite de oliva extravirgem
½ colher de chá de sal

**POR PORÇÃO**

| | |
|---:|:---|
| Calorias | 82 |
| Proteínas | 1 grama |
| Carboidratos | 12 gramas |
| Gorduras | 4 gramas |

Coloque uma das grades do forno no centro dele e a outra na posição mais baixa e preaqueça-o a 220 °C.

Coloque as batatas em uma tigela grande e jogue o azeite por cima, balançando para molhar bem. Espalhe as batatas igualmente em duas assadeiras e coloque no forno. Asse, virando uma vez na metade do tempo, até o meio das batatas ficar macio e as pontas ficarem crocantes, de 22 a 25 minutos. Coloque sal por cima.

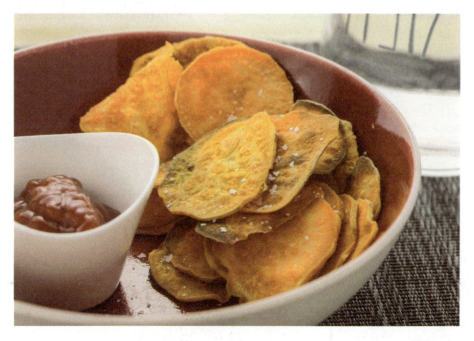

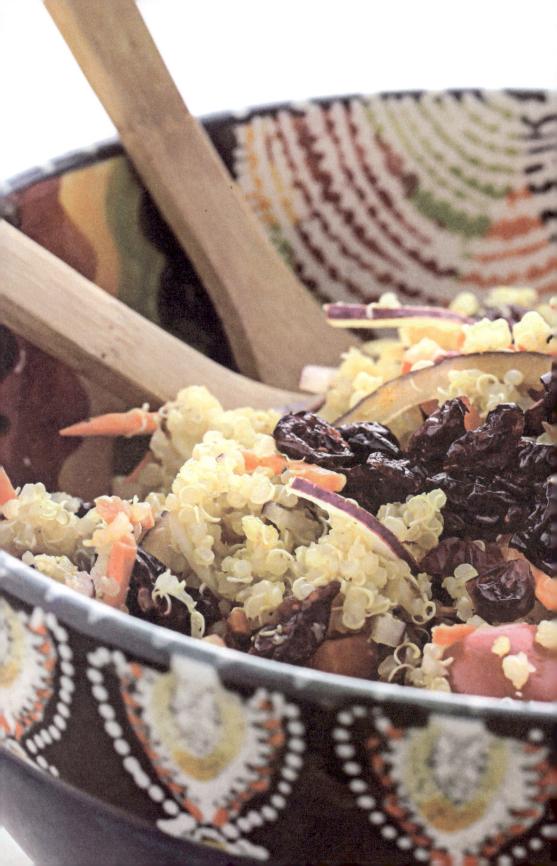

# SALADA DE QUINOA E MIRTILO

| | |
|---|---|
| Porções | 4 |
| Tempo de preparo | 5 minutos |
| Tempo de cozimento | 15 a 20 minutos |

### POR PORÇÃO

| | |
|---|---|
| Calorias | 287 |
| Proteínas | 8 gramas |
| Carboidratos | 51 gramas |
| Gorduras | 7 gramas |

1 xícara de quinoa lavada

1 ½ xícara de água

¼ xícara de pimentão vermelho picado

¼ xícara de pimentão amarelo picado

1 cebola vermelha pequena bem picada

1 ½ colher de chá de curry em pó

¼ xícara de coentro fresco picado

1 limão (suco)

¼ xícara de amêndoas torradas em lâminas

½ xícara de cenoura picada

½ xícara de mirtilo seco ou passas

Sal e pimenta-do-reino preta moída a gosto

Derrame a água em uma panela grande, cubra com uma tampa que se ajuste bem a ela e coloque no fogo alto. Quando começar a ferver, jogue a quinoa, passe para o fogo baixo e cubra. Cozinhe até a água evaporar, de 15 a 20 minutos. Passe a quinoa para uma tigela grande e coloque-a na geladeira até gelar.

Com a quinoa fria, acrescente os pimentões, a cebola, o curry, o coentro, o suco de limão, as amêndoas, a cenoura, o mirtilo, o sal e a pimenta e mexa.


# QUINOA COM LIMÃO E COENTRO

| | |
|---|---|
| Porções | 6 |
| Tempo de preparo | Menos de 5 minutos |
| Tempo de cozimento | 5 a 7 minutos |

### POR PORÇÃO

| | |
|---|---|
| Calorias | 109 |
| Proteínas | 4 gramas |
| Carboidratos | 20 gramas |
| Gorduras | 2 gramas |

1 xícara de quinoa lavada

¼ xícara de suco de limão

½ xícara de coentro fresco

Prepare a quinoa de acordo com as instruções do pacote. Quando estiver pronta, coloque o suco de limão e o coentro. Misture bem e sirva.

# PILAF DE ARROZ INTEGRAL

| | |
|---|---|
| Porções | 4 |
| Tempo de preparo | 5 a 10 minutos |
| Tempo de cozimento | 40 a 45 minutos |

### POR PORÇÃO

| | |
|---|---|
| Calorias | 210 |
| Proteínas | 5 gramas |
| Carboidratos | 38 gramas |
| Gorduras | 4 gramas |

1 colher de sopa de manteiga sem sal

1 chalota (cebola pérola) picada

1 xícara de arroz integral de grão longo lavado

Sal e pimenta-do-reino preta moída a gosto

2 xícaras de caldo de galinha líquido com baixo
teor de sódio

1 dente de alho amassado

2 maços de tomilho fresco

3 colheres de sopa de salsinha lisa picada

3 cebolinhas cortadas em fatias finas

Derreta a manteiga em uma panela grande em fogo médio. Coloque a chalota e cozinhe de 1 a 2 minutos, ou até ficar macia. Acrescente o arroz e misture bem, cobrindo com a chalota e a manteiga. Cozinhe por alguns minutos, até o arroz brilhar. Coloque o sal e a pimenta.

Coloque o caldo de galinha, o alho e o tomilho. Cubra com uma tampa bem ajustada à panela e cozinhe por 40 minutos. Tire do fogo e deixe descansar por 10 minutos. Tire os maços de tomilho e o dente de alho (opcional). Afofe o arroz com uma colher ou garfo e coloque a salsinha e a cebolinha.

# COUVE-FLOR COM BATATAS AO CURRY

| | |
|---|---|
| Porções | 4 |
| Tempo de preparo | Menos de 5 minutos |
| Tempo de cozimento | 25 minutos |

### POR PORÇÃO

| | |
|---|---|
| Calorias | 234 |
| Proteínas | 10 gramas |
| Carboidratos | 50 gramas |
| Gorduras | 1 grama |

1 cabeça de couve-flor (900 gramas a 1,3 quilo)
cortada em floretes

450 gramas de batatas (mais ou menos 3
unidades médias) descascadas e cortadas em
cubos de 2,5 centímetros

1 cebola média picada

2 dentes de alho amassado

2 colheres de sopa de curry em pó

1 xícara de caldo de legumes líquido com baixo
teor de sódio

2 xícaras de ervilhas congeladas

Ferva uma panela de água levemente salgada. Coloque a couve-flor e as batatas e ferva de 4 a 5 minutos. Escorra.

Enquanto isso, passe uma fina camada de óleo em uma caçarola e acenda-a no fogo médio. Coloque a cebola e o alho e cozinhe de 2 a 3 minutos ou até a cebola amolecer. Acrescente o curry e mexa por 1 minuto.

Coloque as batatas e a couve-flor e mexa bem, formando uma camada na mistura de cebola, acrescente o caldo e use-o para raspar o fundo da caçarola, removendo o que tiver ficado grudado. Tampe e cozinhe em fogo brando por 10 minutos. Acrescente as ervilhas, misture bem e tampe de 5 a 7 minutos.

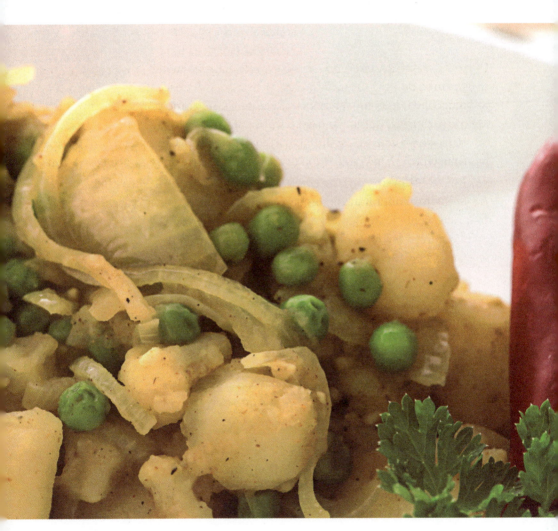

# CAÇAROLA DE BATATA-DOCE

| | |
|---|---|
| Porções | 6 |
| Tempo de preparo | 10 a 15 minutos |
| Tempo de cozimento | 30 minutos |

**POR PORÇÃO**

| | |
|---|---|
| Calorias | 265 |
| Proteínas | 7 gramas |
| Carboidratos | 56 gramas |
| Gorduras | 2 gramas |

3 xícaras de batata-doce cozida e amassada

⅓ xícara de açúcar mascavo (pressione-o bem na xícara ao medir)

⅓ xícara de leite desnatado

2 colheres de sopa de margarina light derretida

1 colher de chá de essência de baunilha

½ colher de chá de sal

2 claras de ovo

½ xícara de açúcar mascavo (pressione-o bem na xícara ao medir)

¼ xícara de farinha de trigo

2 colheres de sopa de margarina light gelada

Preaqueça o forno a 195 °C.

Unte 1 assadeira de 2 litros.

Misture em uma tigela grande a batata-doce, ⅓ xícara de açúcar mascavo, o leite desnatado, a margarina derretida, a essência de baunilha, o sal e as claras de ovo. Misture bem e passe para a assadeira, espalhando uniformemente.

Coloque em uma tigela média a outra porção do açúcar mascavo e a farinha. Acrescente lentamente a margarina gelada e mexa até ficar bem grosso.

Polvilhe a farinha sobre as batatas e asse por 30 minutos.

# SAUTÉ DE VEGETAIS

| | |
|---|---|
| Porções | 6 |
| Tempo de preparo | 5 minutos |
| Tempo de cozimento | 10 minutos |

**POR PORÇÃO**

| | |
|---|---|
| Calorias | 46 |
| Proteínas | 2 gramas |
| Carboidratos | 5 gramas |
| Gorduras | 3 gramas |

1 colher de sopa de azeite de oliva extravirgem

2 dentes de alho amassados

2 abobrinhas médias cortadas no meio e depois em tiras

2 xícaras de tomate cereja

3 xícaras de espinafre baby

1 colher de sopa de suco de limão natural

1 pitada de pimenta-do-reino preta moída

Aqueça o azeite em uma panela em fogo médio-baixo. Coloque o alho, mexa e cozinhe por 1 minuto. Acrescente a abobrinha e passe para o fogo médio.

Cozinhe por 3 a 4 minutos, coloque os tomates, mexa, cozinhe por mais 1 minuto, coloque o espinafre e mexa. Cozinhe por mais 3 a 4 minutos, depois coloque o suco de limão e a pimenta, e mexa.

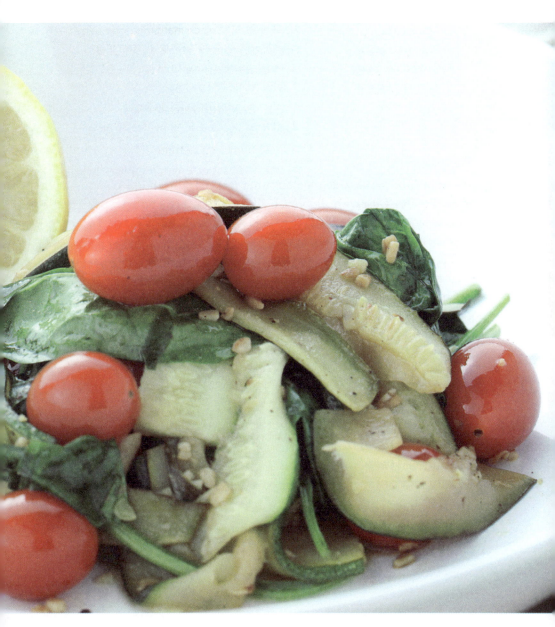

# REFOGADO DE ABOBRINHA E BRÓCOLIS

| | |
|---|---|
| Porções | 6 |
| Tempo de preparo | 10 minutos |
| Tempo de cozimento | 10 a 15 minutos |

**POR PORÇÃO**

| | |
|---|---|
| Calorias | 82 |
| Proteínas | 2 gramas |
| Carboidratos | 15 gramas |
| Gorduras | 3 gramas |

450 gramas de abóbora-menina sem pele, sem sementes e cortada em fatias de 0,5 centímetro

1 dente de alho picado

¼ colher de chá de gengibre em pó

1 xícara de floretes de brócolis

½ xícara de aipo cortado em fatias finas

½ xícara de cebola cortada em fatias finas

2 colheres de chá de mel

1 colher de sopa de suco de limão

2 colheres de sopa de sementes de girassol

Passe uma fina camada de óleo em uma frigideira grande e coloque-a em fogo médio-alto. Despeje a abóbora, o alho e o gengibre e refogue por 3 minutos. Acrescente o brócolis, o aipo e a cebola e continue a refogar de 3 a 4 minutos, ou até os legumes ficarem macios.

Enquanto isso, misture bem em uma tigela pequena o mel e o suco de limão.

Coloque os legumes em uma travessa grande e derrame a mistura de mel por cima. Balance para formar uma camada. Polvilhe as sementes de girassol.

# Shakes de proteína

**OS SHAKES DE** proteína são ótimos para satisfazer às necessidades nutricionais diárias e funcionam especialmente bem como refeição pós-malhação, pela absorção rápida das proteínas e dos carboidratos de alto índice glicêmico.

Recomendo o uso de wheys e albuminas de qualidade, que não tenham realçadores artificiais de sabor. Para tomar antes de dormir, uma ótima opção é a caseína, que tem taxa de absorção lenta — o que ajuda a passar a noite com catabolismo mínimo.

Não recomendo suplementos de proteína para ganhar peso, a não ser que às vezes seja necessário engolir rápido uma refeição pós-malhação e não haja tempo nem para fazer um shake.

Se você fizer vários shakes por dia — o que a maioria de nós faz —, recomendo simplesmente misturar o pó com água e obter os carboidratos a partir de frutas, legumes ou outras fontes. As receitas de shakes dadas aqui requerem liquidificador e outros ingredientes e são mais adequadas como refeições pós-malhação — a maioria contém mais de 50 gramas de carboidratos —, ou como substituição a refeições completas.

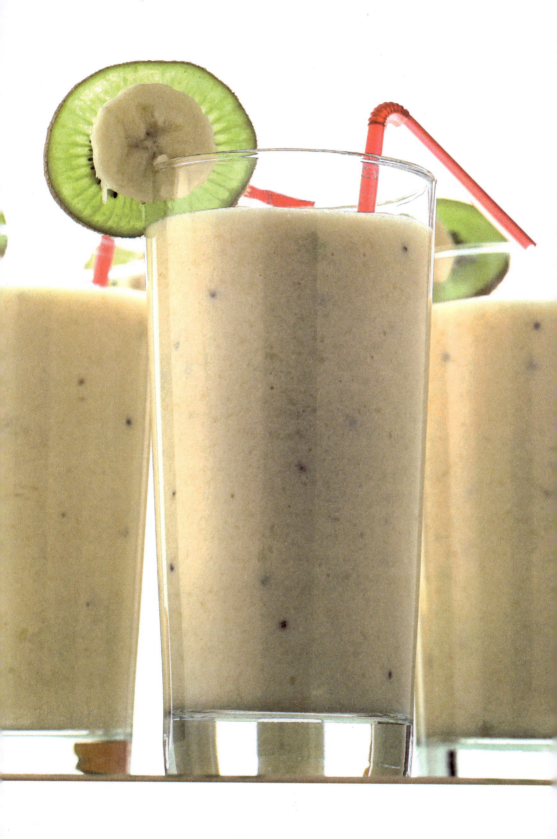

# SHAKE MONSTRO DE KIWI, BANANA E MANGA

| | |
|---|---|
| Porção | 1 |
| Tempo de preparo | 15 minutos |

**POR PORÇÃO**

| | |
|---|---|
| Calorias | 459 |
| Proteínas | 35 gramas |
| Carboidratos | 78 gramas |
| Gorduras | 2 gramas |

½ kiwi médio descascado fatiado

½ banana média fatiada

½ manga média descascada cortada em cubos

½ xícara de abacaxi cortado em cubos

1 concha de whey protein de baunilha

1 xícara de leite desnatado

½ xícara de mamão cortado em cubos

1 limão (suco)

½ colher de sopa de mel

1 grama de stevia ou outro adoçante

Coloque todos os ingredientes no liquidificador e bata em potência alta até ficar na consistência desejada.


# SHAKE DE MOCHA COM CHOCOLATE E AMÊNDOAS

| | |
|---|---|
| Porção | 1 |
| Tempo de preparação | Menos de 5 minutos |

**POR PORÇÃO**

| | |
|---|---|
| Calorias | 397 |
| Proteínas | 55 gramas |
| Carboidratos | 16 gramas |
| Gorduras | 13 gramas |

½ xícara de leite desnatado

1 colher de sopa de café solúvel

10 amêndoas sem sal

1 colher de sopa de lecitina granulada

2 gramas de stevia ou outro adoçante

2 conchas de whey protein de chocolate

1 xícara de gelo triturado ou 6 a 8 cubos de gelo

Bata todos os ingredientes, exceto o gelo, no liquidificador em potência alta. Quando estiver misturado, passe o liquidificador para o médio e acrescente o gelo. Bata até a consistência desejada.

# BATIDO DE MANTEIGA DE AMENDOIM

| | |
|---|---|
| Porção | 1 |
| Tempo de preparo | 5 minutos |

### POR PORÇÃO

| | |
|---|---|
| Calorias | 810 |
| Proteínas | 68 gramas |
| Carboidratos | 70 gramas |
| Gorduras | 27 gramas |

1 ½ xícara de leite desnatado

1 colher de sopa de essência de baunilha

1 colher de sopa de óleo de linhaça

1 colher de chá de L-glutamina em pó

1 colher de sopa de monohidrato de creatina microionizada

1 colher de sopa de manteiga de amendoim

¼ xícara de aveia em flocos

1 xícara de gelo triturado ou 6 a 8 cubos de gelo

2 conchas de whey protein de baunilha ou chocolate

1 banana congelada

Bata todos os ingredientes, exceto a banana e o whey protein, em potência alta. Quando estiver misturado, passe para o médio e coloque os dois ingredientes restantes, batendo até ficar na consistência desejada.

# SHAKE DE LARANJA

| | |
|---|---|
| Porção | 1 |
| Tempo de preparo | 5 minutos |

### POR PORÇÃO

| | |
|---|---|
| Calorias | 453 |
| Proteínas | 51 gramas |
| Carboidratos | 50 gramas |
| Gorduras | 3 gramas |

2 conchas de whey protein de baunilha

1 xícara de suco de laranja

¾ xícara de gelo triturado ou 4 a 6 cubos de gelo

1 colher de sopa de essência de baunilha

½ banana média

3 morangos médios congelados

2 gramas de stevia ou outro adoçante

Coloque todos os ingredientes no liquidificador e bata em potência média até ficar na consistência desejada.

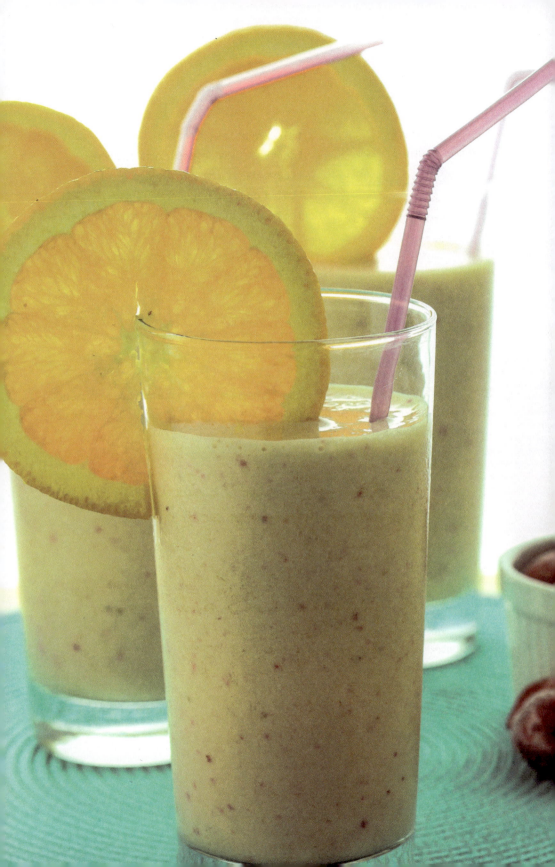

# Barras de proteína e lanches

**ATENDER ÀS NECESSIDADES** calóricas e nutricionais diárias significa fazer alguns "lanches" entre o café da manhã, o almoço e o jantar. Mas talvez seja necessário mudar a definição de "lanche".

Quando uso essa palavra, não tenho em mente biscoitos recheados, bolinhos, rosquinhas, batatinhas, salgadinhos, sorvetes, docinhos, balinhas, chocolates, sucrilhos nem outras tentações alimentares que se costumam beliscar de madrugada. Se tiver essas bombas nutricionais em casa, recomendo jogá-las fora imediatamente. Sim, e todas elas, pois na melhor das hipóteses trata-se de calorias "vazias" e, na pior, esses alimentos podem ser até prejudiciais às suas ambições de perda de peso e ganho de músculos.

Em vez deles, você precisa ter em casa alimentos que forneçam lanches saudáveis, como queijo cottage light, frutas e legumes frescos, iogurtes light, castanhas e granola.

E quanto às barras de proteína, elas dão bons lanches? A maioria das que são vendidas nas lojas são mais saudáveis que uma barra de chocolate, mas isso não quer dizer muita coisa.

O problema é que a maioria dessas barras contém grande quantidade de carboidratos péssimos, como açúcar e xarope de milho rico em frutose, e pouca proteína. Para piorar as coisas, algumas empresas que as vendem afirmam que elas têm mais proteínas do que de fato têm! A maioria dessas barras também contém adoçantes artificiais, como sucralose e aspartame, realçadores de sabor e conservantes. Há porcaria demais na maioria delas para que valha a pena comê-las.

Esta seção do livro vai lhe ensinar a fazer suas próprias barras de proteína, deliciosas, usando ingredientes saudáveis e de qualidade, além de alguns outros lanches fantásticos.

# BARRA DE PUDIM

| | |
|---:|:---|
| Porções | 8 (1 barra por porção) |
| Tempo de preparo | 5 minutos |

### POR PORÇÃO

| | |
|---:|:---|
| Calorias | 284 |
| Proteínas | 31 gramas |
| Carboidratos | 30 gramas |
| Gorduras | 4 gramas |

8 conchas de whey protein de chocolate ou baunilha

3 xícaras de aveia em flocos

1 pacote de pó para pudim sem açúcar e sem gordura (do mesmo sabor do whey)

2 xícaras de leite desnatado

Misture todos os ingredientes em uma tigela grande e mexa até formar uma massa viscosa. Unte uma assadeira rasa e espalhe a mistura por ela.

Deixe dormir na geladeira e corte em 8 barras iguais.

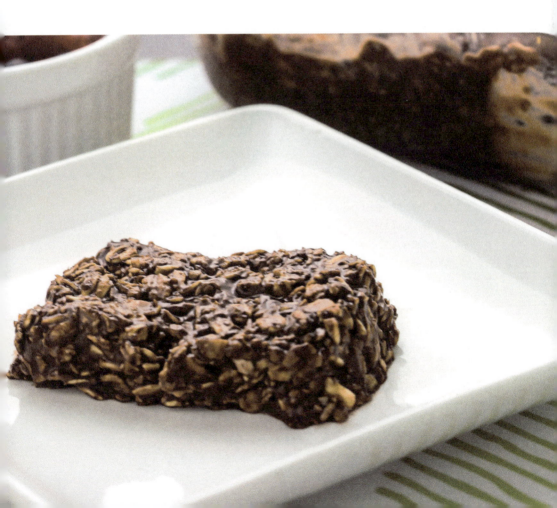

# BARRA DE CHOCOLATE E MANTEIGA DE AMENDOIM

| | |
|---|---|
| Porções | 8 (1 barra por porção) |
| Tempo de preparo | 15 minutos |

**POR PORÇÃO**

| | |
|---|---|
| Calorias | 278 |
| Proteínas | 20 gramas |
| Carboidratos | 27 gramas |
| Gorduras | 11 gramas |

3 xícaras de aveia em flocos

½ xícara de manteiga de amendoim

1 xícara de leite desnatado

4 conchas de whey protein de chocolate ou baunilha

1 pitada de canela

1 colher de sopa de stevia ou outro adoçante

Misture todos os ingredientes, exceto a stevia, em uma tigela grande e mexa até formar uma massa viscosa. Unte uma assadeira rasa e espalhe a massa por ela.

Polvilhe a stevia uniformemente sobre a massa e deixe dormir na geladeira. Corte em 8 barras iguais.

# BARRA DE BANANA E MORANGO

| | |
|---|---|
| Porções | 8 (1 barra por porção) |
| Tempo de preparo | 5 a 10 minutos |
| Tempo de cozimento | 35 a 40 minutos |

**POR PORÇÃO**

| | |
|---|---|
| Calorias | 199 |
| Proteínas | 22 gramas |
| Carboidratos | 16 gramas |
| Gorduras | 5 gramas |

1 xícara de aveia em flocos

6 conchas de whey protein de morango

½ xícara de leite em pó light

¼ xícara de cream cheese light

2 claras de ovo

1 ½ banana amassada

¼ xícara de água

2 colheres de sopa de óleo de canola

Preaqueça o forno a 180 °C.

Unte uma assadeira rasa. Coloque a aveia, o whey protein e o leite em pó em uma tigela média. Em outra tigela média, misture o cream cheese, as claras, a banana, a água e o óleo e bata com uma batedeira de mão até misturar bem. Acrescente lentamente o conteúdo da outra tigela e bata até misturar bem.

Derrame na assadeira e asse de 30 a 35 minutos ou até que um garfo inserido no meio da massa saia limpo.

# IOGURTE PROTEICO COM FRUTAS

| | |
|---|---|
| Porção | 1 |
| Tempo de preparo | Menos de 5 minutos |

**POR PORÇÃO**

| | |
|---|---|
| Calorias | 212 |
| Proteínas | 22 gramas |
| Carboidratos | 32 gramas |
| Gorduras | 1 grama |

1 copo (170 gramas) de iogurte natural light
1 colher de sopa de whey protein de baunilha
1 grama de stevia ou outro adoçante
1 esguichada de essência de baunilha
1 xícara de pêssego, banana ou outra fruta, fresca e picada

Misture o iogurte, o whey protein, a stevia e a essência de baunilha em uma tigela média. Mexa até mistura bem.

Coloque as frutas por cima.

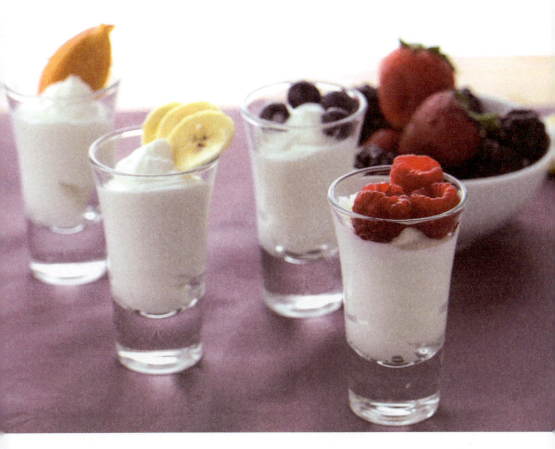

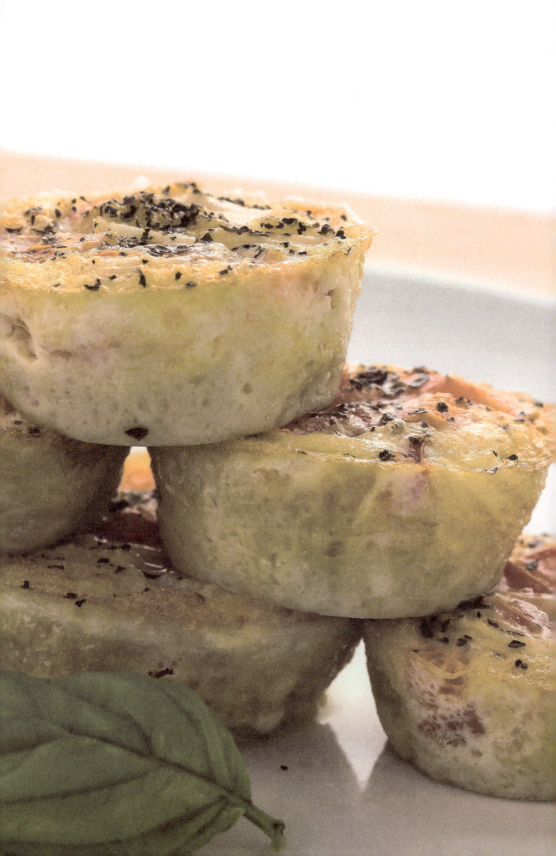

# BOLINHAS DE OVO

| | |
|---|---|
| Porções | 6 |
| Tempo de preparo | 5 minutos |
| Tempo de cozimento | 8 a 10 minutos |

**POR PORÇÃO**

| | |
|---|---|
| Calorias | 50 |
| Proteínas | 7 gramas |
| Carboidratos | 3 gramas |
| Gorduras | 1 grama |

10 claras de ovo

1 ovo inteiro

1 tomate sem sementes bem picado

1 cebola média bem picada

1 colher de chá de manjericão desidratado

Sal e pimenta-do-reino preta moída a gosto

Bata o ovo e as claras em uma tigela média.

Divida a mistura em uma forma para muffins de 6 forminhas. Coloque por cima de cada o tomate, a cebola e o manjericão. Polvilhe com o sal e a pimenta.

Cozinhe a 195 °C por cerca de 8 minutos.

# SALADA PICANTE

| | |
|---|---|
| Porções | 8 (1 xícara por porção) |
| Tempo de preparo | 5 a 10 minutos |

**POR PORÇÃO**

| | |
|---|---|
| Calorias | 58 |
| Proteínas | 1 grama |
| Carboidratos | 10 gramas |
| Gorduras | 2 gramas |

6 tomates médios começando a amadurecer picados

4 talos de aipo picados

4 pimentas jalapenho cortadas em cubos

4 pimentas serrano cortadas em cubos (opcional)

1 maço de coentro bem picado

½ pimentão amarelo sem sementes

1 xícara de manga picada (opcional)

½ xícara de cebola roxa picada

½ xícara de suco de limão

1 colher de sopa de azeite de oliva extravirgem

1 pitada de pimenta-do-reino preta moída

Coloque todos os ingredientes em uma tigela grande, misture e sirva.

# SALADA VERDE APIMENTADA

| | |
|---|---|
| Porções | 4 (1 xícara por porção) |
| Tempo de preparo | 5 a 10 minutos |

**POR PORÇÃO**

| | |
|---|---|
| Calorias | 141 |
| Proteínas | 4 gramas |
| Carboidratos | 17 gramas |
| Gorduras | 8 gramas |

2 pimentas poblano sem sementes partidas ao meio

2 pimentas serrano sem sementes partidas ao meio

1 abacate

1 dente de alho

1 xícara de coentro picado

½ pimentão verde sem sementes picado

½ cebola média picada

¼ maço de alface americana picada

½ xícara de água

2 limões (suco)

400 gramas de tomate sem sal, cortado em cubos e peneirado

Coloque todos os ingredientes, exceto o tomate, no liquidificador ou processador de alimentos. Bata até ficar quase completamente homogêneo, com alguns pedaços. Se não conseguir bater tudo de uma vez, bata várias vezes.

Despeje em uma tigela grande, acrescente o tomate e misture bem.

# CHIPS DE TORTILHA DE MILHO

| | |
|---|---|
| Porção | 1 |
| Tempo de preparo | Menos de 5 minutos |
| Tempo de cozimento | 10 minutos |

**POR PORÇÃO**

| | |
|---|---|
| Calorias | 80 |
| Proteínas | 2 gramas |
| Carboidratos | 16 gramas |
| Gorduras | 2 gramas |

Óleo vegetal

2 tortilhas de milho (de 16 centímetros)

Preaqueça o forno a 195 °C.

Corte as tortilhas em 6 cunhas e coloque-as em uma assadeira. Pingue um pouco de óleo de cada lado delas e asse por 10 minutos, ou até ficar crocante e dourado nas beiradas.

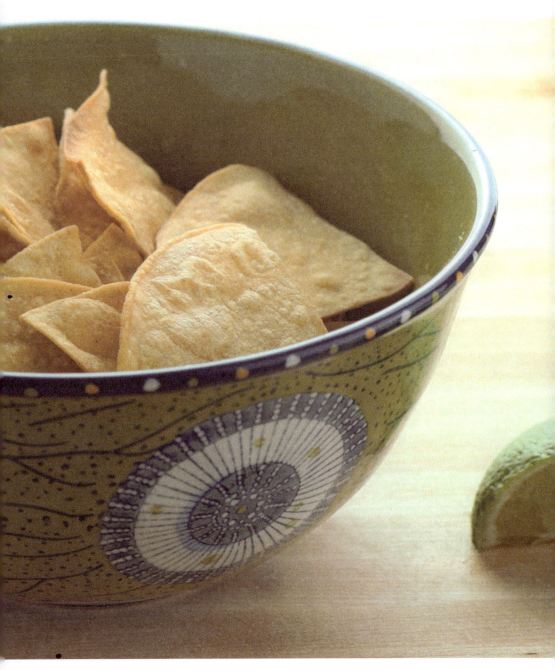

# GUACAMOLE PERFEITO

| | |
|---:|:---|
| Porções | 2 |
| Tempo de preparo | 5 a 10 minutos |

**POR PORÇÃO**

| | |
|---:|:---|
| Calorias | 295 |
| Proteínas | 6 gramas |
| Carboidratos | 19 gramas |
| Gorduras | 26 gramas |

2 abacates maduros
½ cebola vermelha bem picada
2 pimentas serrano sem sementes bem picadas
¼ xícara de coentro fresco picado
1 colher de sopa de suco de limão natural
½ colher de chá de sal
1 pitada de pimenta-do-reino preta moída

Corte os abacates ao meio, tire o caroço e a casca e coloque-os em uma tigela média. Acrescente a cebola, o coentro, o suco, o sal, a pimenta-do-reino e 1 pimenta serrano.

    Bata tudo junto. Eu prefiro o guacamole grosso, então não bato muito, mas é uma questão de gosto. Prove, acrescente mais suco, sal e pimenta serrano até ficar com o sabor e tempero desejado. Eu sempre acabo colocando mais sal e pimenta, mas isso é pessoal.

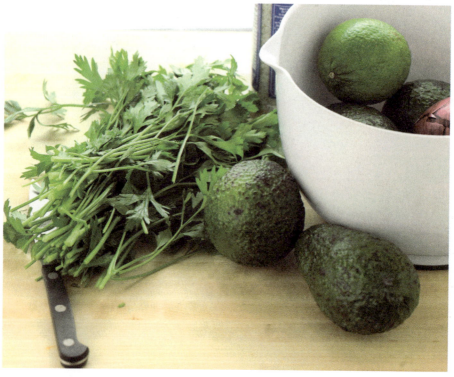

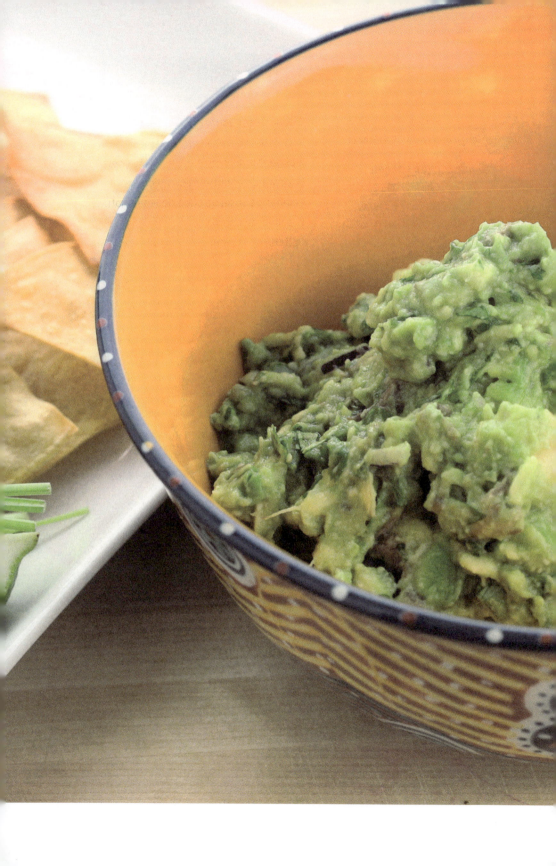

# PATÊ DE ALHO

| | |
|---|---|
| Porções | 9 (2 colheres de sopa por porção) |
| Tempo de preparo | 2 a 3 minutos |

### POR PORÇÃO

| | |
|---|---|
| Calorias | 20 |
| Proteínas | 1 grama |
| Carboidratos | 4 gramas |
| Gorduras | — |

1 xícara de creme de leite light

2 colheres de sopa de maionese light

1 limão (suco)

½ colher de chá de alho granulado

1 pitada de pimenta-do-reino preta moída

Coloque todos os ingredientes em uma tigela média, misture bem e sirva.

# MOLHO GREGO SEM GORDURA

| | |
|---|---|
| Porções | 16 (2 colheres de sopa por porção) |
| Tempo de preparo | Menos de 5 minutos |

### POR PORÇÃO

| | |
|---|---|
| Calorias | 12 |
| Proteínas | 1 grama |
| Carboidratos | 2 gramas |
| Gorduras | — |

½ pepino grande

¾ xícara de iogurte natural light

¼ colher de sopa de molho inglês

⅛ xícara de hortelã fresca bem picada

Sal a gosto

Descasque o pepino, corte-o ao meio longitudinalmente e tire as sementes. Corte metade dele em fatias finas e coloque-as em uma tigela grande. Bata a outra metade no liquidificador ou processador de alimentos e despeje na tigela.

Acrescente os ingredientes restantes e misture bem. Para não correr o risco de estragar, recomendo consumir dentro de 3 dias.

# Sobremesas

**NÃO SE PREOCUPE** — não me esqueci dos doces. No entanto, não considere que a malhação pesada seja uma licença para se permitir esses mimos regularmente, pois se pode matar a perda de gordura rapidinho só de acrescentar algumas centenas de calorias a mais por muitos dias.

Tendo isso em mente, não há problema em comer sobremesa uma vez por semana ou a cada 15 dias. Quando estou de dieta para ganhar músculos, costumo comer uma sobremesa por semana (embora algumas semanas eu pule — não gosto muito de açúcar). Quando estou de dieta para perder peso, nunca como mais do que 1 sobremesa pequena (de 100 calorias) por semana e em geral só 1 a cada 15 dias.

As receitas deste livro são melhores que as comuns por não levarem açúcar e terem pouca gordura. Além disso, elas são ricas em proteína e usam alimentos com carboidratos de melhor qualidade do que as porcarias que normalmente são vendidas.

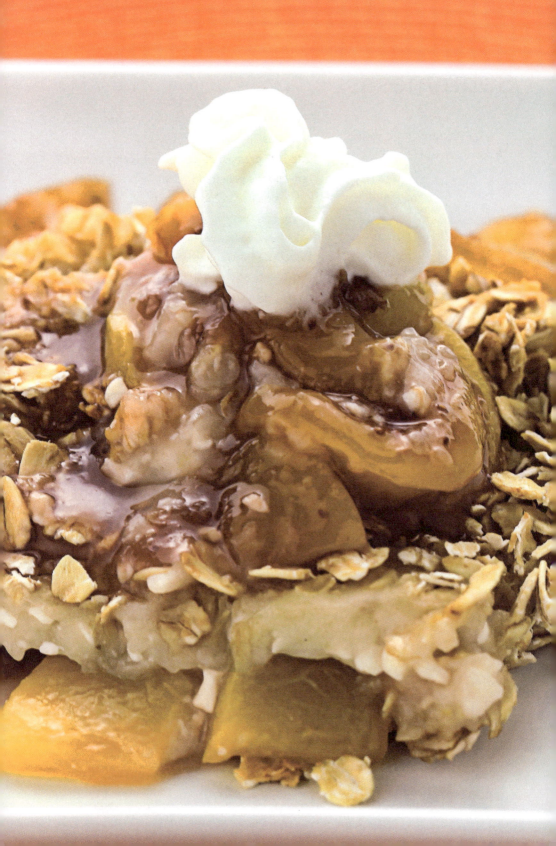

# BOLO DE PÊSSEGO

Porções | 6
Tempo de preparo | 10 a 15 minutos
Tempo de cozimento | 30 a 35 minutos

**POR PORÇÃO**

Calorias | 154
Proteínas | 11 gramas
Carboidratos | 25 gramas
Gorduras | 1 grama

3 colheres de sopa de compota de frutas variadas
1 lata (425 gramas) de pêssego em calda cortado em cubos e peneirado
½ xícara de queijo cottage light
½ xícara de água
2 conchas de whey protein de baunilha
¼ xícara de farinha de trigo
2 gramas de stevia ou outro adoçante
½ xícara de aveia em flocos finos
1 colher de sopa de mel

Preaqueça o forno a 195 °C.

Despeje a compota de frutas em uma assadeira de 20 x 20 centímetros e espalhe uniformemente. Coloque o pêssego, espalhando-o uniformemente.

Coloque o queijo cottage, a água, o whey protein, a farinha de trigo e a stevia em uma tigela. Misture bem e jogue sobre o pêssego, espalhando uniformemente.

Misture a aveia e o mel em uma tigela pequena e jogue por cima da mistura.

Asse por 30 minutos e deixe descansar por 20 minutos antes de servir.

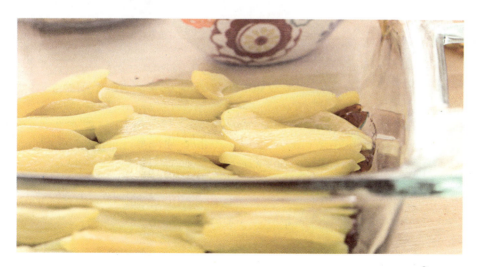

# PUDIM PROTEICO

| | |
|---|---|
| Porções | 2 |
| Tempo de preparo | Menos de 5 minutos |
| Tempo de cozimento | 20 minutos |

**POR PORÇÃO**

| | |
|---|---|
| Calorias | 266 |
| Proteínas | 32 gramas |
| Carboidratos | 31 gramas |
| Gorduras | 1 grama |

1 pacote de pó para pudim sem açúcar e sem gordura

2 xícaras de leite desnatado

2 conchas de whey protein de baunilha ou chocolate (do mesmo sabor que o pó)

Coloque todos os ingredientes em uma tigela média, mexa, depois misture com uma batedeira de mão até começar a engrossar. Coloque na geladeira por pelo menos 20 minutos.

# TORTA DE LIMÃO

| | |
|---|---|
| Porções | 6 |
| Tempo de preparo | 10 a 15 minutos |
| Tempo de cozimento | 55 minutos a 1 hora |

**POR PORÇÃO**

| | |
|---|---|
| Calorias | 317 |
| Proteínas | 9 gramas |
| Carboidratos | 61 gramas |
| Gorduras | 3 gramas |

4 biscoitos integral de aveia e mel esfarelados

½ xícara de purê de maçã

1 xícara de aveia em flocos finos

1 colher de chá de canela em pó

3 gemas de ovo

1 lata (395 gramas) de leite condensado sem gordura

⅓ xícara de suco de limão

2 xícaras de creme de chantili sem gordura

Preaqueça o forno a 195 °C.

Coloque os farelos, o purê, a aveia e a canela em uma tigela grande. Misture bem, tire uma colher de sopa e reserve.

Despeje a massa em uma forma para torta de 23 x 4 centímetros. Espalhe uniformemente e pressione de leve para dentro e pelas laterais da forma para moldar a casca da torta. Leve ao forno por 15 minutos.

Coloque em uma tigela média as gemas, o leite condensado e o suco de limão. Bata até ficar homogêneo. Reduza a temperatura do forno para 140 °C e despeje na massa da torta. Asse por 40 minutos, ou até o recheio ficar firme.

Tire do forno e deixe esfriar completamente. Coloque na geladeira de 4 a 6 horas, ou até gelar. Coloque por cima uma camada de 5 centímetros de chantili e salpique com aquela colher de sopa tirada da massa.

## MORANGOS AO MEL E BALSÂMICO

| | |
|---|---|
| Porções | 4 |
| Tempo de preparo | 5 minutos |

**POR PORÇÃO**

| | |
|---|---|
| Calorias | 117 |
| Proteínas | 2 gramas |
| Carboidratos | 29 gramas |
| Gorduras | 1 grama |

8 xícaras de morangos lavados, sem o topo e partidos ao meio
4 limões (sucos)
1 colher de sopa de vinagre balsâmico
1 colher de chá de mel

Coloque os morangos e o suco de limão em uma tigela grande e deixe gelar por 2 horas.

Quando estiver gelado, misture o mel e o vinagre em uma tigela separada. Despeje sobre os morangos e sirva.

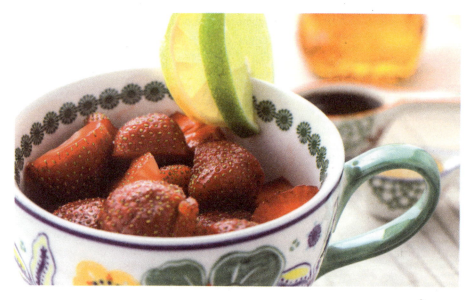

# MILKSHAKE PROTEICO

| | |
|---|---|
| Porção | 1 |
| Tempo de preparo | Menos de 5 minutos |

**POR PORÇÃO**

| | |
|---|---|
| Calorias | 259 |
| Proteínas | 25 gramas |
| Carboidratos | 33 gramas |
| Gorduras | 2 gramas |

1 xícara de leite desnatado

½ xícara de frozen iogurte light

½ colher de chá de essência de baunilha

½ concha de whey protein (no sabor de sua preferência)

Bata tudo no liquidificador em potência baixa por alguns minutos, até ficar na consistência desejada.

# Planilha de calorias

**EM PRIMEIRO LUGAR,** quero lhe agradecer por ler o meu livro.

Fico muito feliz em receber o feedback de pessoas de todas as partes do mundo que me escrevem para dizer o quanto este livro as ajudou a perder peso, aumentar os músculos e manterem-se saudáveis.

Esta planilha serve para ajudar cada pessoa no uso das receitas do livro para as suas refeições diárias. Nela você vai encontrar uma lista de todas as receitas, com a quantidade de calorias, proteínas, carboidratos e gorduras. Quando você estiver planejando suas refeições, tudo que você precisará fazer é olhar a planilha e escolher os alimentos que se encaixam na sua meta calóricas e nutricional.

| PÁGINA | | CALORIAS | PROTEÍNAS | CARBOIDRATOS | GORDURAS |
|---|---|---|---|---|---|
| **35** | **RECEITAS DE CAFÉ DA MANHÃ PARA GANHAR MASSA** | | | | |
| 37 | Torradas francesas para os músculos | 445 | 44 | 50 | 9 |
| 38 | Bolinhos proteicos de banana e aveia | 351 | 31 | 45 | 6 |
| 38 | Mingau de maçã com canela | 263 | 29 | 30 | 3 |
| 39 | Mingau de manteiga de amendoim fácil e rápido | 423 | 41 | 35 | 14 |
| 40 | Mingau proteico de passas | 399 | 38 | 42 | 8 |
| 40 | Panqueca proteica de batata-doce | 358 | 24 | 59 | 3 |
| 42 | Enroladinho de pão sírio | 452 | 31 | 49 | 20 |
| 43 | Fritada de batata-doce e linguiça | 425 | 43 | 29 | 17 |
| 44 | Omelete vegetariana e bacon de peito de peru | 283 | 35 | 8 | 12 |
| **45** | **RECEITAS DE CAFÉ DA MANHÃ PARA SECAR** | | | | |
| 47 | Quiche de abobrinha | 202 | 15 | 11 | 11 |
| 48 | Mexido de espinafre | 275 | 36 | 9 | 10 |
| 48 | Fritada de abobrinha | 214 | 31 | 8 | 7 |
| 49 | Ovos mexidos com queijo | 235 | 33 | 11 | 8 |
| 50 | Omelete saborosa de peito de peru e espinafre | 315 | 49 | 13 | 8 |
| **51** | **MUFFINS DE CAFÉ DA MANHÃ** | | | | |
| 53 | Muffin proteico de nozes e xarope de bordo | 179 | 16 | 13 | 8 |
| 54 | Muffins de batata-doce | 110 | 15 | 11 | 1 |
| 54 | Muffins de morango | 165 | 18 | 19 | 2 |
| 56 | Muffins de banana para os músculos | 271 | 17 | 32 | 11 |
| **59** | **RECEITAS COM FRANGO E PERU PARA GANHAR MASSA MUSCULAR** | | | | |
| 61 | Rocambole de frango mexicano | 285 | 32 | 36 | 3 |
| 62 | Guisado de frango | 342 | 45 | 35 | 3 |
| 63 | Fajitas de frango | 371 | 45 | 31 | 8 |
| 65 | Frango australiano | 437 | 48 | 20 | 19 |
| 67 | Pizza grega de pão sírio | 472 | 49 | 36 | 15 |
| 68 | Quesadillas de queijo super-recheadas | 293 | 28 | 31 | 6 |

| PÁGINA | | CALORIAS | PROTEÍNAS | CARBOIDRATOS | GORDURAS |
|---|---|---|---|---|---|
| 69 | **RECEITAS COM FRANGO E PERU PARA SECAR** | | | | |
| 71 | Sanduíche super-rápido de salada e frango | 299 | 30 | 30 | 7 |
| 72 | Frango com abacaxi | 342 | 40 | 35 | 5 |
| 73 | Frango grelhado | 253 | 41 | 8 | 2 |
| 74 | Frango ao mel | 199 | 40 | 10 | 1 |
| 74 | Frango grelhado com gengibre | 247 | 41 | 5 | 9 |
| 75 | Almôndegas para os músculos | 266 | 46 | 11 | 5 |
| 76 | Aperitivo de frango | 248 | 43 | 8 | 6 |
| 76 | Frango tailandês com manjericão | 191 | 41 | 2 | 3 |
| 77 | Estrogonofe de frango | 245 | 50 | 11 | 3 |
| 78 | Frango indiano ao curry | 247 | 46 | 9 | 3 |
| 79 | Frango italiano simples | 281 | 40 | 5 | 12 |
| 80 | Refogado de frango e legumes | 200 | 42 | 6 | 2 |
| 85 | **RECEITAS COM CARNE PARA GANHAR MASSA** | | | | |
| 87 | Hambúrguer saboroso | 395 | 41 | 32 | 12 |
| 88 | Bife coreano grelhado | 307 | 39 | 6 | 13 |
| 88 | Rocambole de carne molhadinho | 252 | 35 | 11 | 7 |
| 89 | Tacos de bife macio | 431 | 34 | 56 | 10 |
| 90 | Yakisoba | 526 | 49 | 45 | 15 |
| 92 | Chili superpicante | 474 | 44 | 38 | 15 |
| 94 | Estrogonofe de carne | 322 | 30 | 9 | 19 |
| 95 | **RECEITAS COM CARNE PARA SECAR** | | | | |
| 97 | Filé ao molho de pera | 237 | 25 | 21 | 5 |
| 98 | Filé ao molho teriyaki | 193 | 25 | 11 | 5 |
| 98 | Filé picante com pimenta | 165 | 24 | 4 | 5 |
| 99 | Contrafilé apimentado | 213 | 37 | 4 | 7 |
| 101 | Filé ao molho gorgonzola com cebolas ao balsâmico | 276 | 37 | 7 | 9 |
| 102 | Espeto de filé tailandês | 159 | 24 | 2 | 5 |
| 104 | Bife Salisbury | 199 | 25 | 12 | 5 |

187

| PÁGINA | | CALORIAS | PROTEÍNAS | CARBOIDRATOS | GORDURAS |
|---|---|---|---|---|---|
| **105** | **CARNE DE PORCO** | | | | |
| 107 | Costeleta picante | 194 | 33 | 7 | 4 |
| 108 | Costeleta ao molho de mostarda e ameixa | 195 | 32 | 7 | 4 |
| 108 | Costeleta à milanesa | 246 | 41 | 9 | 5 |
| 110 | Lombinho à italiana | 230 | 39 | 0 | 8 |
| 110 | Costeletas ao molho de tangerina | 229 | 39 | 7 | 4 |
| 112 | Bisteca refogada | 359 | 32 | 13 | 20 |
| **113** | **PEIXES E FRUTOS DO MAR** | | | | |
| 115 | Filé de salmão ao molho de limão e alecrim | 273 | 34 | 0 | 14 |
| 116 | Filé de salmão com tomate seco | 298 | 35 | 2 | 16 |
| 116 | Posta de atum ao molho de wasabi | 250 | 43 | 15 | 3 |
| 117 | Fettuccine de vieira cremoso | 361 | 32 | 47 | 4 |
| 118 | Filé de tilápia com noz-pecã | 225 | 25 | 10 | 10 |
| 119 | Halibute ao vinho branco e shoyu | 365 | 47 | 16 | 12 |
| 120 | Pimentões recheados com atum | 152 | 22 | 6 | 4 |
| 121 | Atum ao molho pesto | 198 | 23 | 3 | 10 |
| 122 | Camarão ao alho e limão | 205 | 30 | 15 | 4 |
| 124 | Hambúrguer de salmão | 273 | 28 | 11 | 12 |
| 125 | Pão sírio recheado com salada de atum | 184 | 16 | 28 | 2 |
| 125 | Sanduíche de atum | 340 | 38 | 32 | 7 |
| 126 | Salada de atum | 349 | 34 | 34 | 7 |
| 126 | Torrada de atum ao molho pico-de-gallo | 150 | 16 | 17 | 2 |
| 126 | Salada apimentada de atum | 117 | 22 | 4 | 1 |
| **127** | **MASSAS E CEREAIS** | | | | |
| 129 | Penne com frango ao molho pesto | 446 | 32 | 43 | 16 |
| 130 | Frango à cacciatore | 454 | 45 | 48 | 7 |
| 131 | Salada de farfalle com frango | 381 | 27 | 41 | 12 |
| 132 | Lasanha à bolonhesa | 279 | 24 | 34 | 4 |
| 133 | Fettuccine com frango e shitake | 403 | 34 | 38 | 12 |
| 135 | Espaguete com queijo de cabra e aspargos | 389 | 20 | 50 | 13 |
| 136 | Macarrão de arroz com lombinho | 461 | 36 | 62 | 8 |

| PÁGINA | | CALORIAS | PROTEÍNAS | CARBOIDRATOS | GORDURAS |
|---|---|---|---|---|---|
| **137** | **SALADAS** | | | | |
| 139 | Salada coob | 494 | 54 | 20 | 23 |
| 140 | Salada de filé-mignon e batata-doce | 252 | 28 | 22 | 5 |
| 141 | Salada de salmão e espinafre | 395 | 42 | 24 | 15 |
| 143 | Salada proteica fácil e rápida | 323 | 28 | 29 | 13 |
| 143 | Salada tropical de frango | 351 | 42 | 20 | 13 |
| 144 | Vinagrete de vinho tinto | 124 | 0 | 0 | 14 |
| 144 | Vinagrete balsâmico | 133 | 0 | 2 | 14 |
| 144 | Vinagrete cremoso | 11 | 1 | 2 | 0 |
| **145** | **ACOMPANHAMENTOS** | | | | |
| 147 | Abóbora assada | 75 | 6 | 11 | 2 |
| 148 | Vagem com amêndoas | 83 | 4 | 10 | 5 |
| 148 | Delicioso arroz integral | 291 | 8 | 42 | 10 |
| 149 | Risoto de funghi | 255 | 12 | 49 | 3 |
| 151 | Batata recheada | 216 | 6 | 39 | 5 |
| 152 | Salada de cuscuz | 222 | 8 | 40 | 3 |
| 153 | Chips de batata-doce | 82 | 1 | 12 | 4 |
| 155 | Salada de quinoa e mirtilo | 287 | 8 | 51 | 7 |
| 155 | Quinoa com limão e coentro | 109 | 4 | 20 | 2 |
| 156 | Pilaf de arroz integral | 210 | 5 | 38 | 4 |
| 156 | Couve-flor com batatas ao curry | 234 | 10 | 50 | 1 |
| 158 | Caçarola de batata-doce | 265 | 7 | 56 | 2 |
| 158 | Sauté de vegetais | 46 | 2 | 5 | 3 |
| 160 | Refogado de abobrinha e brócolis | 82 | 2 | 15 | 3 |
| **161** | **SHAKES DE PROTEÍNA** | | | | |
| 163 | Shake monstro de kiwi, banana e manga | 459 | 35 | 78 | 2 |
| 163 | Shake de mocha com chocolate e amêndoas | 397 | 55 | 16 | 13 |
| 164 | Batido de manteiga de amendoim | 810 | 68 | 70 | 27 |
| 164 | Shake de laranja | 453 | 51 | 50 | 3 |

| PÁGINA | | CALORIAS | PROTEÍNAS | CARBOIDRATOS | GORDURAS |
|---|---|---|---|---|---|
| **167** | **BARRAS DE PROTEÍNA E LANCHES** | | | | |
| 169 | Barra de pudim | 284 | 31 | 30 | 4 |
| 170 | Barra de chocolate e manteiga de amendoim | 278 | 20 | 27 | 11 |
| 170 | Barra de banana e morango | 199 | 22 | 16 | 5 |
| 171 | Iogurte proteico com frutas | 212 | 22 | 32 | 1 |
| 173 | Bolinhas de ovo | 50 | 7 | 3 | 1 |
| 173 | Salada picante | 58 | 1 | 10 | 2 |
| 174 | Salada verde apimentada | 141 | 4 | 17 | 8 |
| 174 | Chips de tortilha de milho | 80 | 2 | 16 | 2 |
| 176 | Guacamole perfeito | 295 | 6 | 19 | 26 |
| 178 | Patê de alho | 20 | 1 | 4 | 0 |
| 178 | Molho grego sem gordura | 12 | 1 | 2 | 0 |
| **179** | **SOBREMESAS** | | | | |
| 181 | Bolo de pêssego | 154 | 11 | 25 | 1 |
| 182 | Pudim proteico | 266 | 32 | 31 | 1 |
| 182 | Torta de limão | 317 | 9 | 61 | 3 |
| 183 | Morangos ao mel e balsâmico | 117 | 2 | 29 | 1 |
| 184 | Milkshake proteico | 259 | 25 | 33 | 2 |

# Pode me fazer um favor?

**MUITO OBRIGADO POR** comprar este livro. Espero que tenha muita utilidade para você.

Eu me sinto realizado em poder lhe ajudar na busca por um corpo mais saudável.

Eu gostaria de pedir um pequeno favor. Você se importaria de tomar um minuto para escrever uma avaliação dele no site da livraria onde o adquiriu ou no Skoob? Eu fico muito feliz em receber esse feedback e uso o google translator para ler o que os leitores falam do livro no Brasil (para mim é o melhor pagamento pelo meu trabalho, saber que estou sendo útil para algumas pessoas).

E visite minha página para receber as novidades:
www.muscleforlife.com

Um forte abraço (como aprendi no Brasil),
Mike

**ASSINE NOSSA NEWSLETTER E RECEBA INFORMAÇÕES DE TODOS OS LANÇAMENTOS**

**www.faroeditorial.com.br**

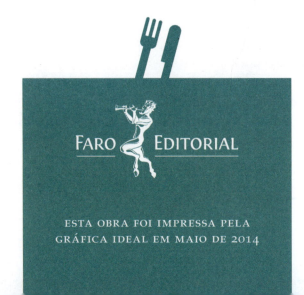

ESTA OBRA FOI IMPRESSA PELA GRÁFICA IDEAL EM MAIO DE 2014